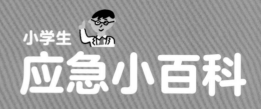

小学生
应急小百科

① 如果受伤了怎么办

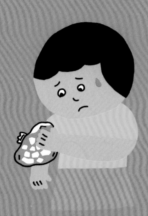

[日]冈田忠雄，[日]山田玲子 主编

日本 WILL 儿童知育研究所 编著

田秀娟 译

南方传媒　新世纪出版社

·广州·

① 如果受伤了怎么办 目录

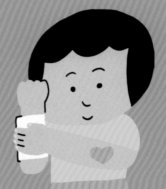

遇到有人受伤该怎么办？ —————— 4

常见外伤

流鼻血 ————————————— 6
擦伤 —————————————— 8
切伤割伤 ——————————— 10
刺伤扎伤 ——————————— 11
烧烫伤 ———————————— 12
扎了刺 ———————————— 14
手指戳伤 ——————————— 16
扭着了【扭伤】—————————— 18
小腿抽筋了【肌肉痉挛】———————— 20
被球砸肿！砸青！
【摔伤碰伤 · 跌伤撞伤】—————————— 22
头被撞到 ——————————— 24
眼睛被撞到 —————————— 26
眼睛、耳朵、鼻子进了东西——— 27

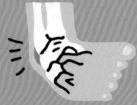

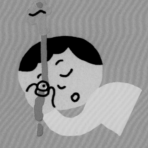

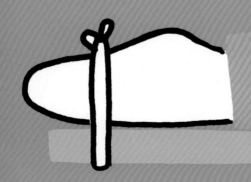

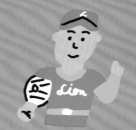

RICE 原则创伤紧急处理 ——————— 28

严重受伤

跟腱受伤 ————————— 30
肌肉拉伤 ————————— 32
肩膀脱位【脱臼】 ————— 34
骨头断了【骨折】 ————— 36

缠绷带有方法！ ————— 38

牙齿掉了 ————————— 40
被动物咬到 ————————— 42
触电 ——————————— 44

预防受伤，养成好习惯 ——— 46

索引 ——————————— 48

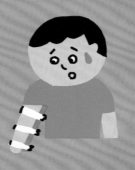
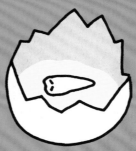
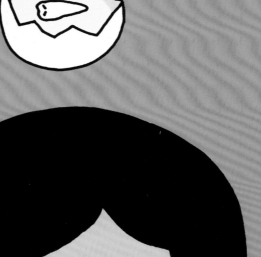

遇到有人受伤该怎么办?

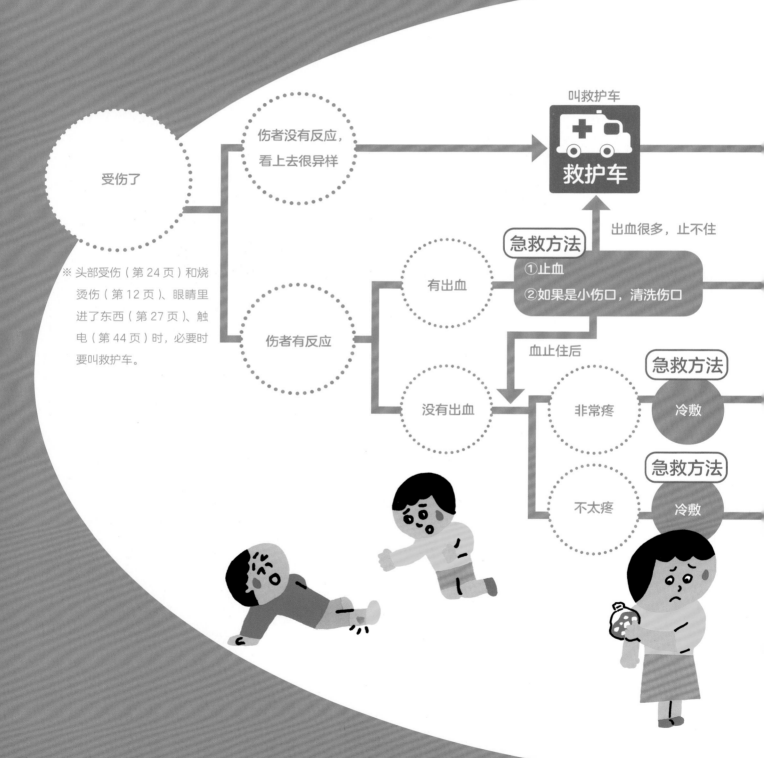

受伤了

※ 头部受伤（第24页）和烧烫伤（第12页）、眼睛里进了东西（第27页）、触电（第44页）时，必要时要叫救护车。

伤者没有反应，看上去很异样

伤者有反应

有出血

没有出血

叫救护车

救护车

出血很多，止不住

急救方法

① 止血

② 如果是小伤口，清洗伤口

血止住后

非常疼

不太疼

急救方法

冷敷

急救方法

冷敷

遇到有人受伤时，你要先看一看周围有没有危险、自己会不会受伤。确保自己安全之后，再去帮助别人。

一定要找大人来帮助。

如果是轻伤，在大人来之前，可以根据情况，采取合适的急救方法。

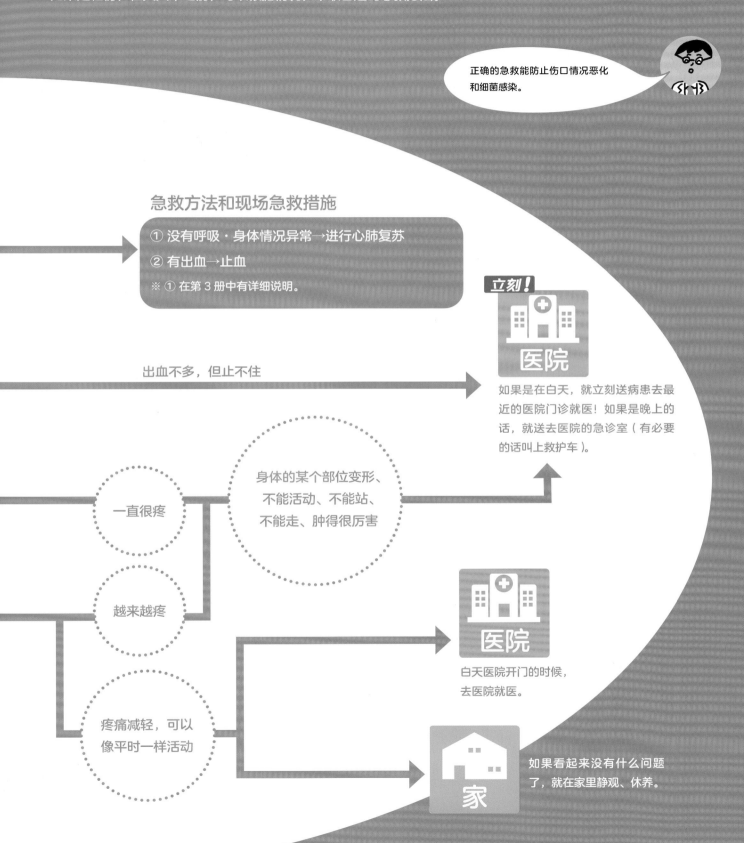

正确的急救能防止伤口情况恶化和细菌感染。

急救方法和现场急救措施

① 没有呼吸·身体情况异常→进行心肺复苏

② 有出血→止血

※ ① 在第 3 册中有详细说明。

立刻！

医院

如果是在白天，就立刻送病患去最近的医院门诊就医！如果是晚上的话，就送去医院的急诊室（有必要的话叫上救护车）。

出血不多，但止不住

一直很疼

身体的某个部位变形、不能活动、不能站、不能走、肿得很厉害

越来越疼

医院

白天医院开门的时候，去医院就医。

疼痛减轻，可以像平时一样活动

家

如果看起来没有什么问题了，就在家里静观、休养。

流鼻血

鼻子里有丰富的血管。
覆盖血管的鼻黏膜很薄，
容易受伤、出血。

1 坐在椅子上，眼睛看着脚尖。

身体放松，保持安静。

向前弯腰，
防止血流到喉咙深处。

2 按压鼻翼，止血。

按的时候，力气不要太大，也不要太小。
一般按压 15 ～ 20 分钟。
按压，有助于止血。
如果嘴里有血，要吐出来。

按压这儿!

按压鼻翼，能阻止血液流动。
这样做，血液容易凝固，能止血。

鼻翼

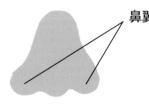

3 冷敷鼻根。

擦干净鼻子周围的血，
用湿毛巾冷敷鼻根，
有助于止血。

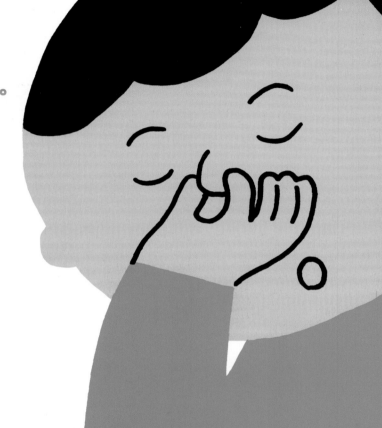

⚠ **1 周内，注意观察。**

在伤口完全愈合前，很容易再次出血。
不要随便摸按鼻子。

为什么会流鼻血？

距离鼻孔大约 1 厘米的地方，有一个部位叫**"鼻中隔前端"**，这儿有丰富的血管。把手指伸到鼻孔里，正好能摸到这儿。儿童流鼻血，大部分都是这儿出血。

鼻中隔前端

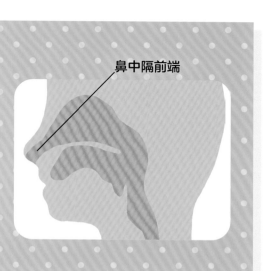

向前弯腰

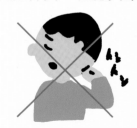

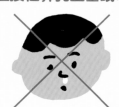

📞 **这种情况要这样做**

 医院

● 流血超过 30 分钟。

● 反复出血。

● 眼睛周围发青。

● 耳朵疼。

 救护车

● 大量失血。

● 头部和脸部受到重击，鼻血的颜色很浅，看上去是透明的。耳朵中也有透明液体流出。

　※ 上述情况可能是颅骨骨折。

● 没有反应。

● 呼吸困难，脸色苍白。

错！ 不要这样做！

向后仰头，鼻血会流入喉咙，让人感觉不舒服。拍打后脑勺，不但不能止血，还会引起头疼。往鼻孔里塞入纸巾或脱脂棉，取出来时粘到伤口的话，可能引起再次出血。建议给纸巾涂上凡士林后，再塞进鼻孔。

向后仰头 & 拍打头部。

直接往鼻孔里塞纸巾。

擦伤

细菌如果从伤口进入身体，在体内繁殖，
会让人生病。
这叫作"感染"。
很小的伤口也可能引发严重的感染。
所以，一定要及时处理伤口。

如果血止不住

1 用自来水好好冲洗。

只用水冲洗，不要用肥皂。
冲掉脏东西和细菌。

2 用纱布按压，止血。

用纱布或干净的毛巾盖住伤口，
用手按压 5 分钟左右。

血止住后

3

没有自来水的时候，
也可以用瓶装水冲洗。

如果没有感染风险，
可以用湿润疗法。

湿润疗法中，新生细胞在伤口排出的体
液（渗出液）中活动，能帮助伤口尽快
愈合。但要注意，如果伤口有细菌，湿
润疗法会让伤口恶化。

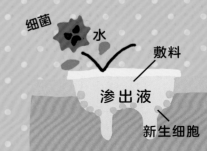

细菌　水　敷料　渗出液　新生细胞

错！ 不要这样做！

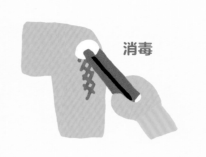
消毒

消毒液会损伤皮肤的健康细胞，让伤口愈合变慢。所以，轻伤不需要用消毒液。但当伤口的渗出液混浊、黏稠、有难闻的味道时，很可能有细菌感染，这时请立即去医院进行处理。

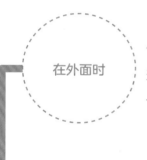

在外面时

贴上创可贴。

盖住伤口。

一天换一次创可贴。

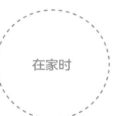

在家时

贴上湿润疗法的敷料。

使用湿润疗法时，要让伤口周围的体液保持湿润，伤口才会尽快愈合。为了保持湿润，要用专门的敷料。

这种情况要这样做

医院

● 按压 5 分钟后，仍然止不住出血。

● 伤口很大、很深。

● 伤口进了沙子等东西，取不出来。

● 肿得很厉害，从伤口渗出黄色脓液。

● 发热。

● 非常疼。

伤口红肿，说明伤口进了细菌。
一定要送医院！

① 用湿润疗法中的敷料时，要对准伤口贴好。

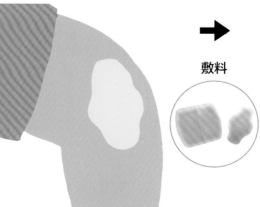

敷料

② 要严格按照说明书上的日期要求更换敷料。

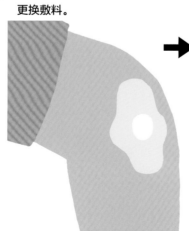

长出了红色的新皮肤后……

如果伤口长出了薄薄的新皮肤，敷料可以换成创可贴。伤疤见到阳光会变成褐色，要注意防晒。

切伤 割伤

给伤口清洗和止血是处理伤口的基本步骤。

1 用自来水好好冲洗。

不要用肥皂。
要冲掉脏东西和细菌。

2 尽可能让受伤部位保持在高于心脏的位置，用纱布按压、止血。

用纱布或干净的毛巾盖住伤口，用手按压5分钟左右，止血。
如果有血渗出来，在上面加上新的纱布。

尽可能让受伤部位保持在高于心脏的位置，有助于快速止血。

3 贴上创可贴。

血止住后，贴上创可贴。
对准伤口贴好创可贴，伤口会早日愈合。

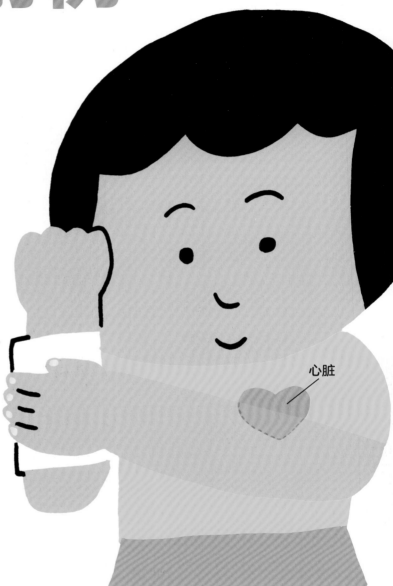

心脏

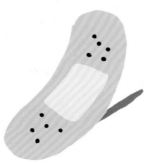

 这种情况要这样做

 医院

● 伤口很深。 立刻送医院!
● 血止不住。 立刻送医院!
● 伤口红肿。

 救护车

● 大量出血。

皮肤有三层？！ 了解伤口的深度。

皮肤的表层——**表皮**之上的伤口及时处理后能完全恢复。若表皮下面的**真皮**受伤，痊愈后会留下疤痕。所以，像脸部这类部位，即使受伤的伤口很小，也要去医院。伤口如果很深，到达**皮下组织**的话，可能引起感染，一定要去医院。

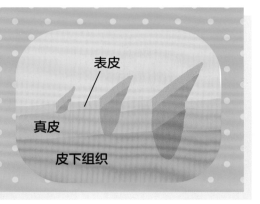

表皮
真皮
皮下组织

刺伤
扎伤

被大的、有污物的物件扎伤时，要去医院。

用流动水冲洗。

1 如果伤口很浅，先拔出扎进去的东西，再用流动水冲洗。

不要用肥皂。
把脏东西和细菌冲洗掉。

2 按压伤口，止血。
盖住伤口。

尽可能让受伤部位保持在高于心脏的位置，用纱布按压 5 分钟左右，止血。
给伤口贴上湿润疗法的敷料或创可贴。

像玻璃碎片这类不易全部取出来的东西，要去医院进行处理。

错！ 不要这样做！

移动玻璃碎片和刀片时可能伤到血管和神经。所以，被这些东西扎到时，不要自己取，要立刻去医院；旧钉子和树枝容易引起感染，需要到医院进行处理。

不要自己取

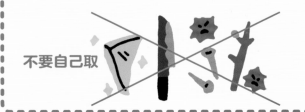

 这种情况要这样做

医院
- 伤口很深，血止不住。**立刻送医院！**
- 被危险品（玻璃碎片、刀具、旧钉子、树枝等）扎伤时。**立刻送医院！**

救护车
- 伤口严重肿胀。
- 大量出血。

烧烫伤

烧烫伤发生后，首先要对伤口进行冷敷。
尽早冷敷，防止烧烫伤变得更严重，
也能减轻疼痛。

1 立刻冷敷，直到疼痛减轻。

如果没有水疱，可以用流动水冷敷。
如果有水疱，为了防止流动水弄破水疱，
可以在脸盆中冷敷。

2 用纱布等盖住伤口。

用湿纱布盖住伤口。
注意不要弄破水疱。

请看第 18 页的
"有效的冷敷方法"。

如果有水疱，
不要直接接触流动水。

衣服下面的皮肤有烧烫伤

脱下衣服可能会弄破水疱，所以要隔着衣服冷敷。

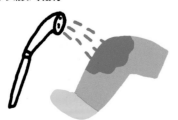

温度不高也会烫伤？

暖宝宝、暖水袋、电热毯这些摸上去并不烫的东西，长时间接触也会烫伤皮肤。这叫"低温烫伤"。低温烫伤有时候也很难恢复。一定要小心。

伤口越深越难恢复？了解伤口的深度。

根据伤口的深度，烧烫伤大体分为三种程度。伤口越深越难恢复。伤势严重的话需要手术治疗。

I 度

伤及**表皮**，表皮发红，火辣辣地疼。几天后，伤口能自然痊愈。皮肤被阳光晒红，也属于 I 度烧烫伤。

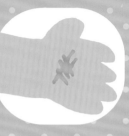

II 度

伤及**真皮**，有**水疱**，很疼。水疱底部发红。

II 度（深度）

真皮深处有**水疱**。水疱底部发白，愈合时间长。

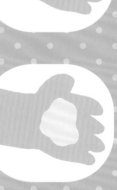

III 度

伤及**真皮**下面，有黑色焦痂或者发白。几乎感觉不到疼。不能自然愈合，大面积的烧伤和烫伤需要手术治疗。

 第二天，也要注意观察。

有时候，烧烫伤会逐渐加深。I 度烧烫伤可以居家观察，尤其第二天要仔细观察。如果伤势变严重，要去医院。

● 没有水疱。
● 烧烫伤面积小，不太疼。

 家

● 烧烫伤面积小。

 医院

● 脸部、手指、脚趾、关节、生殖器的烧烫伤。
● 自己看不出烧烫伤的深度。

 立刻！医院

● 全身烧烫伤。
● 身体没有明显反应。
● 烧烫伤面积大。
● 嘴和鼻子沾到烟灰、煤灰。
（喉部可能有烧烫伤）

 救护车

错！ 不要这样做！

不要自己涂抹药膏，要直接去医院。自己涂抹药膏，可能会让伤口恶化。水疱破裂后，容易感染。注意不要弄破水疱。

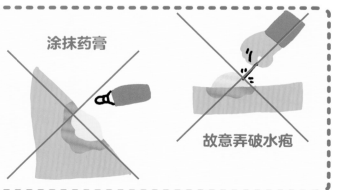

涂抹药膏

故意弄破水疱

扎了刺

细小尖锐的碎片或尖刺扎进皮肤里时，要这样处理。
如果扎入物上有细菌，很小的伤口也会引起感染。

1 清洗被扎伤的地方。

为了防止细菌感染，
伤口周围也要用水冲洗。

2 刺如果能取出来，要把刺拔出来。

看清楚刺扎入的方向，
顺着刺扎入的方向，用镊子把刺拔出来。

仔细看一下拔出来的刺，
确认皮肤里没有断刺。

镊子

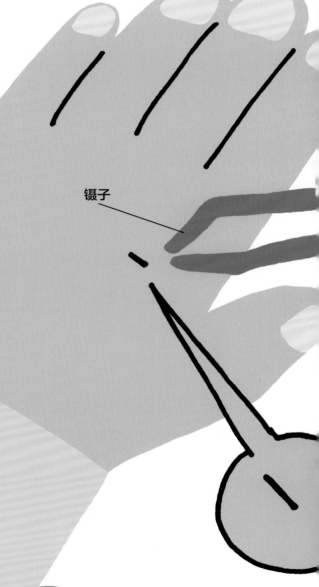

利用有孔的工具，取出刺。

如果刺很小，可以使用有孔的工具，如带孔的水果勺，将孔对准刺，使劲摁下，刺就会容易拔出来。在别人的帮助下，试试吧。

3 再次清洗伤口。

再一次清洗伤口后，贴上创可贴。
盖住伤口。

被钓鱼钩刺伤。

钓鱼钩前端有倒钩，不容易拔出来。如果被钓鱼钩刺伤，不要硬拔，应该去医院进行处理。

浅处的刺自己会出来

人的皮肤细胞 2 ~ 4 周更新一次。如果刺扎入的地方很浅，随着皮肤的更新，刺会自己出来。如果皮肤没有红肿、发热，只要留心观察就行。如果觉得不舒服，就要去医院把刺取出来。

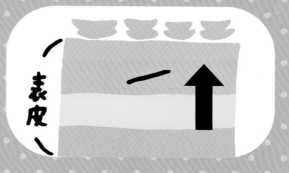

表皮

  这种情况要这样做

医院

● 刺到眼睛。 **立刻送医院！**

● 疼痛难忍。 **立刻送医院！**

● 呼吸困难。 **立刻送医院！**

● 刺很大、很脏、数量很多。

● 伤口很深。

● 不知道被什么东西刺到了。

● 红肿、发热。

⚠ **观察 1 周左右。**

要注意观察，伤口有没有红肿。如果有红肿，要去医院。

错！ 不要这样做！

用针把刺挑出来

刺拔不出来的时候，如果用针硬挑，伤口可能扩大，增加感染的风险。

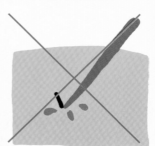

手指戳伤

手指严重戳伤时，会引起内出血，韧带、肌腱、骨头也可能受伤。
有时候会引起骨折。

1 冷敷 20 分钟左右。

用冰水、流动水或冰袋冷敷。
温度过低的时候，手指会失去感觉。这时候，要先停止冷敷。
等手指有疼的感觉后，再冷敷。这样反复操作几次。

RICE 原则→第 28 页

如果有出血，先止血、处理伤口。

错！ 不要这样做！

手指戳伤，并不是骨头和骨头挤到了一起，而是因为关节扭曲、错位，引起骨头和肌腱的损伤。硬拉手指会加重伤势，千万不可硬拉手指。

硬拉手指

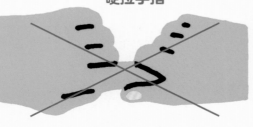

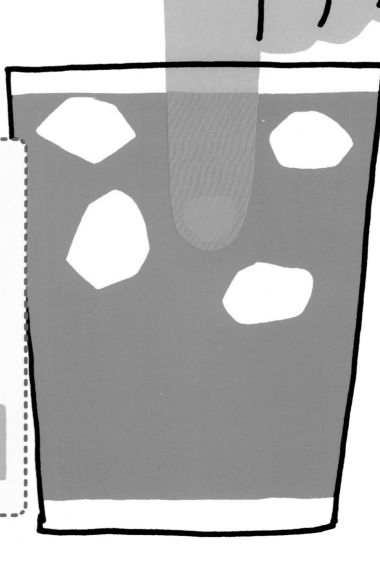

2 用结实的物品进行固定。

戳伤后，手指一动会很疼。所以，要对手指进行固定，防止手指弯曲或拉伸。把受伤的手指放在厚纸板或雪糕棍上，用绷带把受伤手指和旁边的手指包扎到一起。

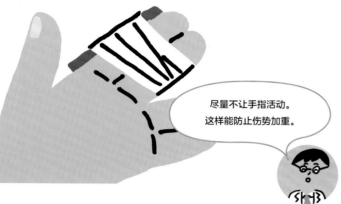

> 尽量不让手指活动。
> 这样能防止伤势加重。

3 用冰袋，继续冷敷。

用冰袋，继续冷敷手指。

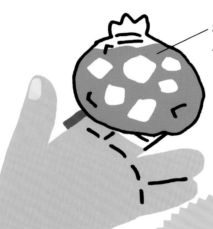

在塑料袋里装上冰，可以当冰袋用。

⚠ 1周内，注意观察。

如果手指不疼了、能动了，那就不用担心了。
如果依然红肿、疼痛，就要去医院。

这种情况要这样做

医院
- 手指变形。 立刻送医院！
- 手指红肿，内出血很严重。 立刻送医院！
- 关节伸不开。
- 露出骨头。 立刻送医院！

不仅是手指戳伤，还有意想不到的严重损伤。

手指变形，非常疼痛。一段时间后，手指依然是肿的。这种情况，可能是严重损伤。

骨折

骨折后，如果做了接骨手术，要大约固定5周，等待骨头长好。

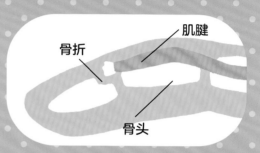

骨折　　肌腱　　骨头

脱臼

骨头错位。要去医院接受治疗，让骨头恢复到原来的位置。

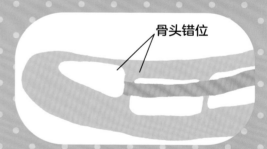

骨头错位

肌腱断裂

肌腱断裂时，指头不能伸开。治疗时，要固定6周左右。

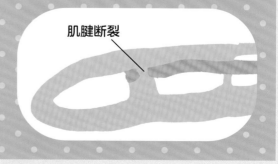

肌腱断裂

扭着了
扭伤

脚踝、手腕、膝盖、肩膀等部位的关节扭动引起的伤痛是"扭伤"。扭伤时，骨头和骨头之间的韧带会部分或全部断裂，引起疼痛和红肿。

1 冷敷 20 分钟左右。

找一个稳定的姿势，尽快用冰袋、冰水或流动水进行冷敷。根据需要冷敷的部位，选择合适的冷敷方法。

RICE 原则→第 28 页

有效的冷敷方法

温度过低，会影响血液流通，伤害细胞。如果温度过低，皮肤失去感觉，要停止冷敷，等感到疼痛时，再继续冷敷。这样反复操作几次。

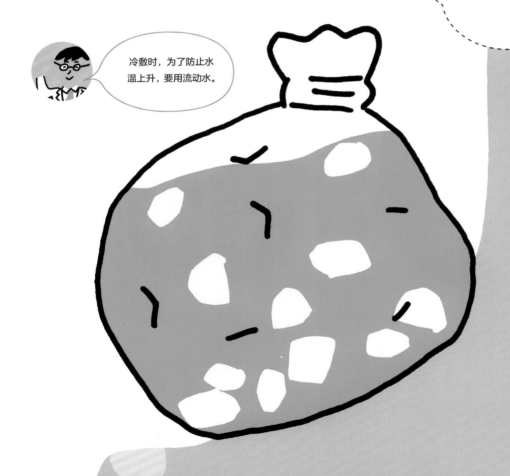

冷敷时，为了防止水温上升，要用流动水。

2 用绷带固定，保持安静。

活动会加重伤势。所以，要用绷带固定身体。通过绷带的压迫，能减轻肿胀和内出血。

缠绷带→第 38 页

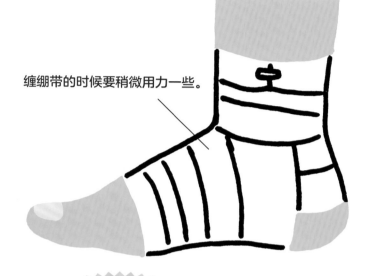

缠绷带的时候要稍微用力一些。

⚠ 紧急处理后，去医院。

即使是轻微扭伤，长时间不医治，也可能在老年时引起关节疼痛。所以，扭伤后要好好治疗。

没有专用绷带的时候，也可以用大方巾代替，请参考本系列第 3 册第 36 页。

常见的运动损伤！
脚踝扭伤

运动时，身体被撞倒、跌倒或突然改变方向时，容易造成扭伤。最常见的扭伤是**脚踝扭伤**。脚踝内侧扭伤时，外侧的**韧带**会疼。要尽快进行急救处理，然后去医院接受治疗。这样有助于扭伤尽快恢复，防止扭伤复发。

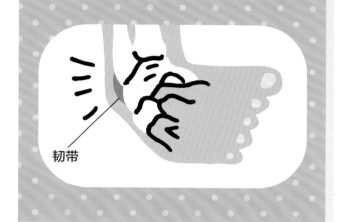

韧带

这种情况要这样做

医院
- 肿得很厉害，很疼。 立刻送医院！
- 关节晃动。 立刻送医院！
- 出现瘀青。 立刻送医院！

错！ 不要这样做！

扭伤后，及时冷敷非常重要。泡澡使身体受热，不利于伤势恢复。所以，扭伤后不要泡热水澡，建议改为淋浴。此外，消肿后如果长时间完全不运动，肌肉会萎缩，关节会变僵硬。要在医生的指导下适量运动。

泡热水澡　　　　完全不运动

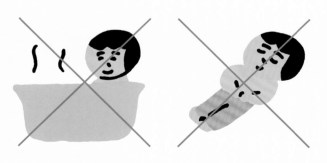

小腿抽筋了 肌肉痉挛

有时候，人们在运动或睡觉时，肌肉会突然痉挛，人们会感到疼痛。小腿很容易抽筋。脚掌、脖子、肩膀等部位也会抽筋。

1 慢慢伸展疼痛的部位。

坐下，放平膝盖。用手抓着脚的大脚趾和脚尖，慢慢拉向身体一侧，放松疼痛的肌肉。

如果手够不到——

用毛巾拉着脚尖，或者请别人帮忙。

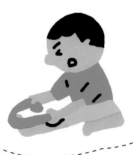

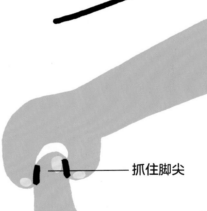

抓住脚尖

如果脚掌抽筋——

坐下，抓住脚尖，向上拉，让脚掌伸展。

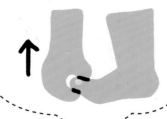

错！ 不要这样做！

抽筋是因为身体受凉、血液循环不好。所以，RICE 原则（第 28 页）的冷敷处理方法会起到相反的作用。

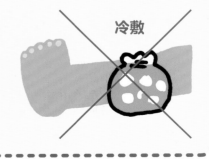

冷敷

疼痛消失后

2 轻轻按摩。

疼痛消失后，顺着脚尖到大腿的方向，轻轻揉一揉。

疼痛基本消失后，可以用温毛巾热敷或泡温水澡。

身体的误会？
抽筋的原因

我们的身体有时候会不经过大脑思考、无意识地活动。比如，在眼前拍手，人们会无意识地闭上眼睛，这叫作反射。受到刺激后，人的脊髓会传导命令，让肌肉不由自主地活动。抽筋，就是因为某种原因引起了身体的"误会"，激发出了身体的强烈反应，人们因此感到疼痛。

肌肉　脊髓

嗖嗖

这种情况要这样做

●反复抽筋。

医院

被球砸肿！砸青！

摔伤碰伤・跌伤撞伤

身体受到猛烈撞击，会导致肌肉受伤，出现红肿、瘀青。
瘀青，是皮肤下面的血管受伤后，引起的内出血现象。

1 冷敷 20 分钟左右。

找一个舒服的姿势，尽快用冰袋、冰水或
流动水进行冷敷。根据需要冷敷的部位，
选择合适的冷敷方法。

RICE 原则→第 28 页

伤处感觉不到凉时，要暂停冷敷。

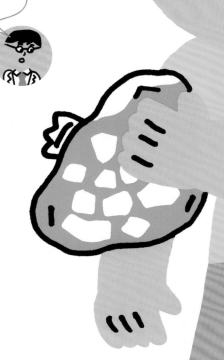

2 用绷带进行按压。

用绷带进行按压，能尽快消除红肿和瘀青。

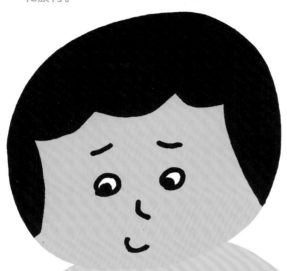
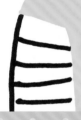

变成黄色后，就快好了。
瘀青的颜色会变化

受伤后皮肤形成的瘀青，颜色会逐渐改变。最开始，受伤部位呈**紫红色**，渐渐变成**黄色**，最后恢复成以前的肤色。这是因为受伤部位的血管流出的血会被周围的细胞吸收。瘀青变成黄色时，**说明伤势快好了。**

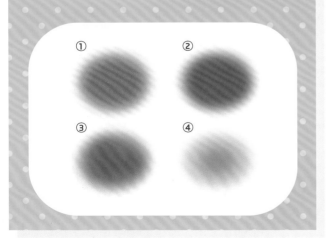

① ② ③ ④

3 继续冷敷。

缠上绷带后，用冰袋继续冷敷。

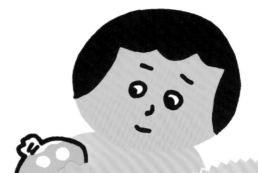

⚠ **观察 1 周左右。**

如果疼痛消失后，受伤部位仍然不能活动；或者红肿和瘀青不褪，要去医院进行处理。

这种情况要这样做

医院
- 疼得不能动。**立刻送医院！**
- 伤到关节，非常疼。**立刻送医院！**
- 腹部和胸部受到重击。**立刻送医院！**
- 身体没有知觉。**立刻送医院！**

错！ 不要这样做！

红肿和内出血受热后会变得更严重，恢复需要更长的时间。身上有红肿或瘀青的时候，不要用热水泡澡，尽量用偏凉的水淋浴。

泡澡

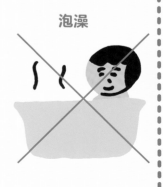

23

头被撞到

即使没有流血，也可能有脑部内出血等严重情况。
有时候，伤者会暂时失去意识，出现脑震荡。

1 安静地休息。
注意脖子有没有受伤。

RICE 原则→第 28 页

2 如果有出血，要用纱布按压、止血。
如果有出血，要用纱布或干净的毛巾按压 5 分钟左右，止血。

3 冷敷。
用冰袋、保冷剂、湿毛巾等对头部进行冷敷。
疼痛止住、意识清醒后，再慢慢起来。

如果出现以下情况 救护车

- □ 多次呕吐。
- □ 剧烈头痛。
- □ 说话不清楚。
- □ 精神呆滞、神情涣散。
- □ 眼睛不能完全闭上。
- □ 鼻子、耳朵中流出血液或其他体液。
- □ 身体的某处部位动不了。
- □ 痉挛。
- □ 视力模糊。
- □ 被撞到的地方陷进去。
- □ 呼吸不正常。
- □ 眼睛周围有瘀青、红肿。

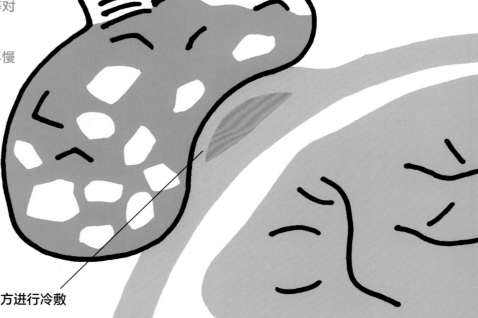

对鼓包的地方进行冷敷

错！ 不要这样做！

伤者失去意识时，为了让伤者起来而使劲摇晃伤者，会让伤者脑中出现剧烈晃动。如果颅骨内有出血，晃动会让出血变得更严重。想确认对方有没有意识时，可以轻轻拍拍对方的肩膀，呼喊对方。

摇晃对方，试图让对方起来。

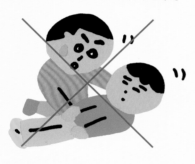

头被撞到时，一定要告诉大人。

头部受伤要特别注意！
有时候，几天后才出现症状

颅骨内有出血、瘀血时，血液会慢慢对脑部造成压迫和损伤。有时候，几天后才出现症状。可能出现下图中的各种情况。也许不太好分辨，但如果和平时的感觉不一样，要去医院。脑震荡恢复后，如果几周内又出现脑震荡，有可能转成重症。

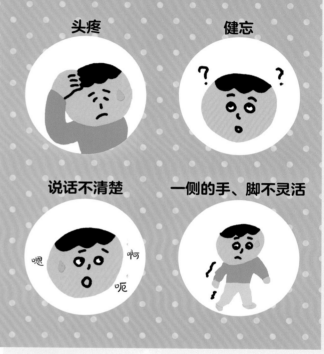

头疼　　　　健忘

说话不清楚　　一侧的手、脚不灵活

脑中有出血的部位

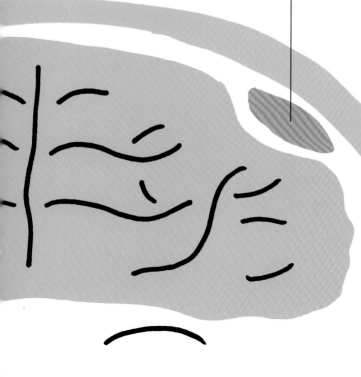

这种情况要这样做

医院 ● 没有精神。

● 鼓起很大的包。

● 头部和脸部大量出血。 **立刻送医院！**

⚠ **2 ~ 3 天内，不要一个人独处。**

头部被猛烈撞击后，要安静地休息一天。之后的 2 ~ 3 天，要注意观察有没有其他症状。放学回家时，不要自己一个人。如果和平时的感觉不一样，要立刻去医院。

眼睛被撞到

平躺，把枕头抬高 20 ~ 30 厘米，有助于消除肿胀和瘀青。

用湿毛巾冷敷。

温度过低，会影响眼球的正常功能。冷敷时不要用冰袋，可以用湿毛巾。按压可能伤到眼球，要轻轻地冷敷。

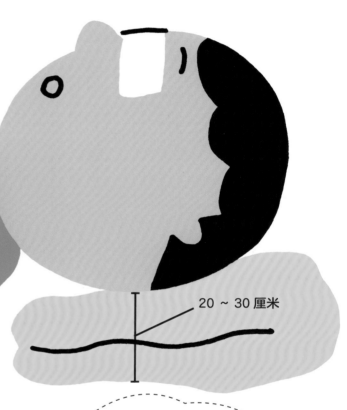

20 ~ 30 厘米

立刻！

如果出现以下情况

医院

- ☐ 眼睛看不清。
- ☐ 看东西重影。
- ☐ 疼。
- ☐ 眼睛充血。
- ☐ 眼前有东西闪动。
- ☐ 流鼻血。

⚠ **就算不疼了，也要去医院。**

眼睛受伤时，即使没有出血，眼球也可能受伤。就算不疼了，也要尽快去医院。

盖住眼睛，去医院。

用三角巾松松地盖住眼睛，不要勒得过紧。

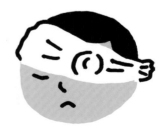

眼睛、耳朵、鼻子进了东西

这里介绍了取出异物的各种方法。

不同的情况，要用不同的方法。

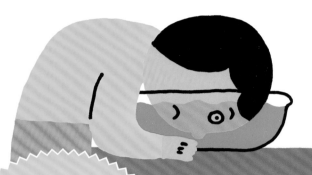

眼睛进了灰尘

如果是大量沙尘，要在洗脸盆中盛满水，把脸浸在水中，眨眼。

在水中眨眼，能清洗眼睛。

如果没有洗脸盆，可以用流动水慢慢清洗。

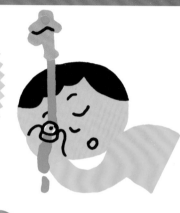

⚠️ **眼睛里如果进了化学剂，要立刻用流动水冲洗。**

药品或洗涤剂进入眼睛时，要立刻用流动水冲洗 15 分钟以上，然后去医院。如果是酸性或碱性药品，要叫救护车。

如果是少量灰尘，在平时眨眼的时候，流出的眼泪也能把异物冲出来。

鼻子进了异物

擤鼻子。

如果异物很小，堵住没有进东西的鼻孔，擤鼻子。

擤鼻子太使劲，可能会伤到耳膜。一定要小心。

耳朵进了异物或虫子

不要用挖耳勺挖，要去医院。

自己取的话，常会把异物弄到耳朵深处。

所以，不要自己取，要去医院。

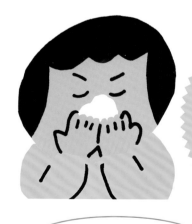

⚠️ **如果异物很大、取不出来，就要去医院。**

如果用了急救方法，还是取不出来，就要去医院。

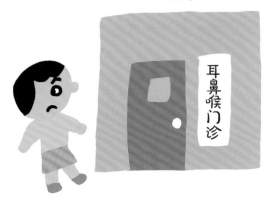

耳鼻喉门诊

鼻子里进东西，可能会引起呼吸困难，处理时一定要冷静。

对运动损伤
很有效!

RICE 原则

RICE 原则，是用于摔伤、碰伤、扭伤、脱臼、肌肉拉伤等受伤的急救方法。受伤后，尽快按照下面的 RICE 原则进行处理，能缓解疼痛、消肿，有助于身体恢复。常见外伤大多是由运动引起的损伤。活跃于赛场的运动员们也会采取 RICE 原则。

R est 【休息：保持稳定】

不要移动受伤的部位，保持稳定。

扭伤时，要用夹板固定，身体尽量保持稳定。

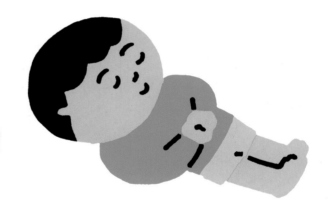

I ce 【冰：冷敷】

用装着冰水的塑料袋、冰袋或保冷剂进行冷敷。冷敷能消肿、缓解疼痛。

冷敷一次大约 20 分钟。伤势比较重时，建议连续冷敷 3 天，第 1 天冷敷的间隔时间为 1 小时。第 2～3 天，每天冷敷 6 次左右。

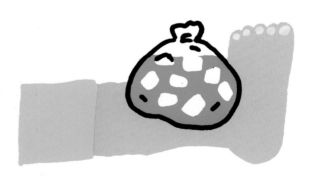

创伤紧急处理

冷敷时，要用冰水或流动水充分浸透敷布。

只用敷布盖住伤口，没有冷敷效果。

【压：按压】

Compression

受伤后，为了防止出现瘀青和肿胀，要用弹性绷带绕圈压住伤口。

绷带如果缠得过紧，会影响血液循环。要缠得松紧适度，没有很紧的感觉。

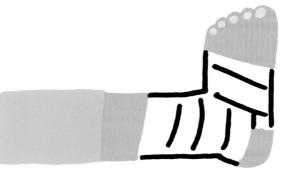

【抬：抬高】

Elevation

尽可能让受伤部位保持在高于心脏的位置，这样有利于伤口部位的血液回流入心脏，防止肿胀。

胳膊受伤时，用三角巾吊住胳膊，尽量抬高受伤部位。

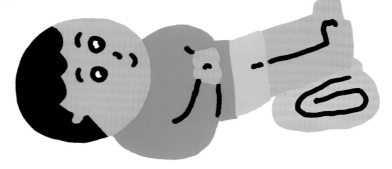

29

跟腱受伤

跟腱是人体最粗最大的肌腱之一。跟腱受伤后，人不能正常走路。要请身边的人送自己去医院接受治疗。

1 运送。

不要让伤者自己行走。

要把伤者送到治疗场所。

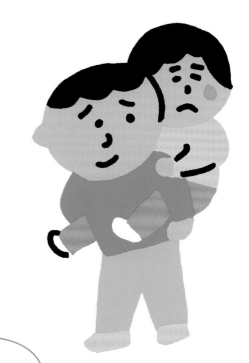

2 让伤者俯卧，进行固定。

从大腿到脚尖的部位，都要固定在夹板上。

用绷带、三角巾、手绢等进行固定。

让跟腱在收缩状态下进行固定。

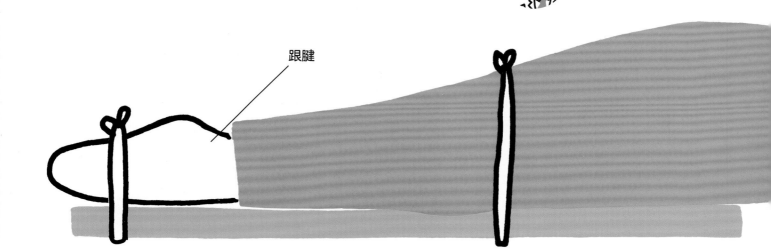

跟腱

动不了了！
连接肌肉和骨头的肌腱受伤

肌腱，是连接肌肉和骨头的组织。在走路、跑步、跳跃时，跟腱突然受力，会出现肿胀、断裂的情况。如果跟腱断裂，肌肉的运动不能带动骨头运动，所以就走不了路了。

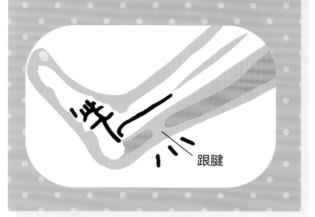

跟腱

错！ 不要这样做！

伤处出现肿胀时，如果受热，炎症会变重。是否可以盆浴要和医生商量。尽量淋浴。

泡热水澡

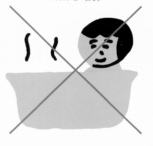

3 冷敷。

用冰袋冷敷。

RICE 原则→第 28 页

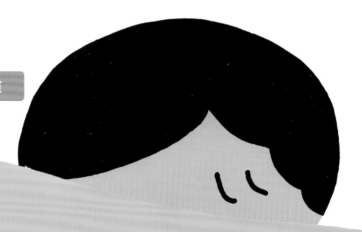

⚠ **急救处理之后，要去医院。**

跟腱受伤，要经过长时间固定或手术治疗才能恢复。一定要去医院。

肌肉拉伤

猛烈运动时，会拉伤肌肉。
这时候伤者会感到很疼。皮肤或
皮下的小血管会损伤，出现瘀青。

1 冷敷。

立刻冷敷，消除肿胀和瘀青。
最好冷敷 20 分钟左右。

RICE 原则→第 28 页

皮肤失去知觉时，
要暂停冷敷。

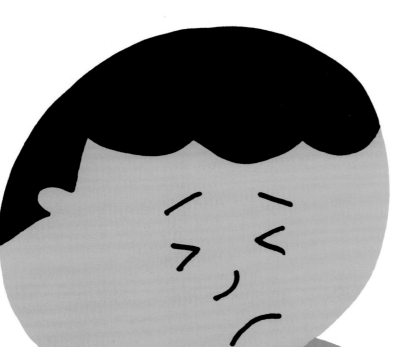

肌肉撕裂

肌肉在运动中急剧收缩时，肌肉不
能适应这样的猛烈动作，会出现撕
裂，造成肌肉拉伤。

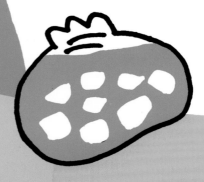

根据疼痛部位进行区分

和肌肉酸痛不一样

肌肉酸痛是因为过度使用肌肉，造成肌细胞慢性损伤所引起的状态。肌肉拉伤受伤后会立刻感到疼痛。而肌肉酸痛不会立刻感到疼痛。肌肉拉伤是受伤局部疼痛。肌肉酸痛是大面积感到疼痛。

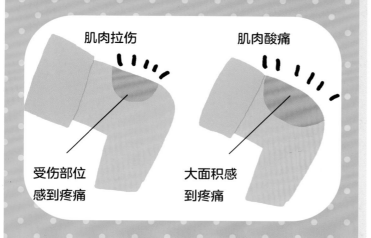

肌肉拉伤　　　　　　肌肉酸痛

受伤部位　　　　　　大面积感
感到疼痛　　　　　　到疼痛

错！ 不要这样做！

肌肉拉伤容易反复出现。在征得医生同意前，伤者不能做伸展运动。疼痛消失后，伤者才可以逐渐恢复伸展运动。

立刻开始伸展运动

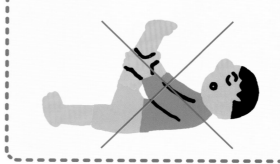

2 用弹性绷带按压伤口，把脚抬高、休息。

为了消除肿胀和瘀青，要用弹性绷带包扎受伤的部位。绷带要缠得稍紧一些。尽可能把腿抬到高于心脏的位置，有助于尽快消除肿胀。

⚠ **急救处理后，去医院。**

即使自己觉得是轻微的肌肉拉伤，也要去医院治疗，进行正规的康复。

3 继续冷敷。

在绷带上面，进行冷敷。

去医院时，要保持冷敷的状态。

肩膀脱位
脱臼

关节脱位，引起脱臼，伤者会感到剧烈的疼痛。
只要骨头恢复到原来的位置，疼痛就会消失。
应该立刻去医院。

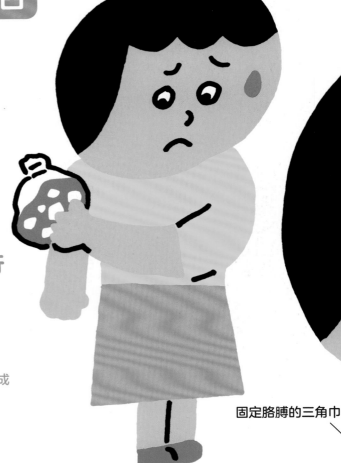

固定胳膊的三角巾

把胳膊固定在身体
一侧的三角巾

1 冷敷。

冷敷能消除红肿和瘀青。

用冰袋冷敷 20 分钟左右。

温度过低时，不要继续冷敷。

冷敷时，要经常暂停一下。

RICE 原则→第 28 页

2 用三角巾把胳膊吊起来，进行固定。

胳膊活动时，会更加疼痛。

所以，要用三角巾把胳膊固定到身体一侧。

用一块三角巾把胳膊吊起来，把另一块三角巾拧成绳状，把胳膊固定到身体一侧。

要保持 90 度或 90 度以上。

用三角巾固定胳膊的方法

①把三角巾的一侧放到肩膀下面，从胳膊下面穿过。

②把胳膊吊起来，把三角巾的两头拉向脖子的方向。

③在脖子的后面系住。

④用另一块三角巾把胳膊和身体固定好。

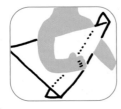 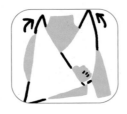 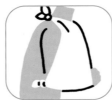 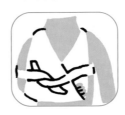

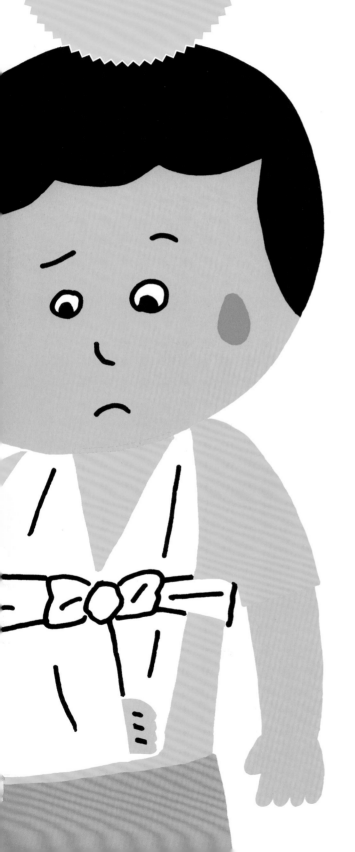

⚠ **急救处理后，去医院。**

时间越长，复位越难，所以要尽快去医院。在医院复位之后，要进行固定，直到关节稳定。

为什么会脱臼？

脱臼的原因

脱臼，是关节所连接的骨头和骨头发生了错位。肩关节活动范围大，特别容易脱臼、受伤。肩膀的骨头浅而小，如果用力方向不当，骨头就容易脱臼。

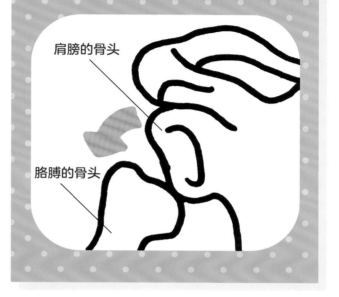

肩膀的骨头

胳膊的骨头

不能立刻用三角巾进行固定时，要尽量避免活动。

错！ 不要这样做！

为了让骨头复位，硬拉扯骨头，可能会导致周围的骨头骨折。不要自己处理，一定要去医院。

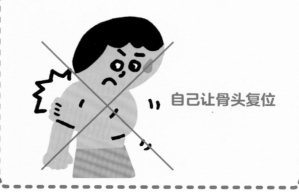

自己让骨头复位

骨头断了 骨折

身体摔倒、跌落或受到猛烈碰撞时，可能会骨折。

骨折有很多种，有只有轻微裂痕的轻伤，也有骨头完全断裂、伤口露出骨头的重伤。

1 如果有出血，要按压、止血。

用纱布和干净的毛巾按压、止血。

止血后，用纱布盖住。

如果骨头露出来了，不要碰到骨头。要按压伤处周围的部位。

⚠️ **急救处理后，去医院。**

如果身体有知觉，除了骨折没有其他严重症状，可以坐车或打出租车去医院。晚上的话，要去看急诊。

2 固定。

活动会让骨折加重。要用绷带和三角巾，进行固定。

绑夹板时，把三角巾拧成绳状，绑住夹板。

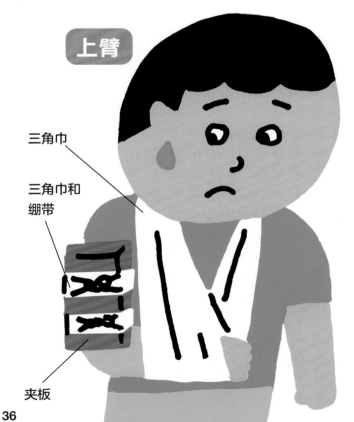

上臂

三角巾

三角巾和绷带

夹板

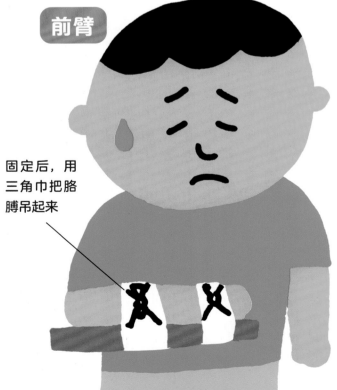

前臂

固定后，用三角巾把胳膊吊起来

这种情况要这样做

救护车

- 大量出血。
- 周围没有其他人，自己动不了。
- 肿得厉害，不能灵活运动。

去医院时，如果是胳膊受伤，尽可能让受伤部位保持在高于心脏的位置，同时要进行冷敷。

断裂的方式不一样，骨折的种类也不一样

骨折的种类

骨折，根据骨头断裂的方式不同，有不同的名字。若骨头只有裂痕，叫裂纹骨折；骨头部分断裂，叫撕裂性骨折；骨头完全断裂，叫完全骨折；骨头断裂，和外界相通，叫开放性骨折。此外，还有骨头的长期、反复损伤引起的疲劳性骨折。

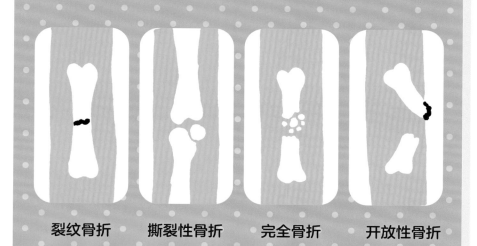

裂纹骨折　　撕裂性骨折　　完全骨折　　开放性骨折

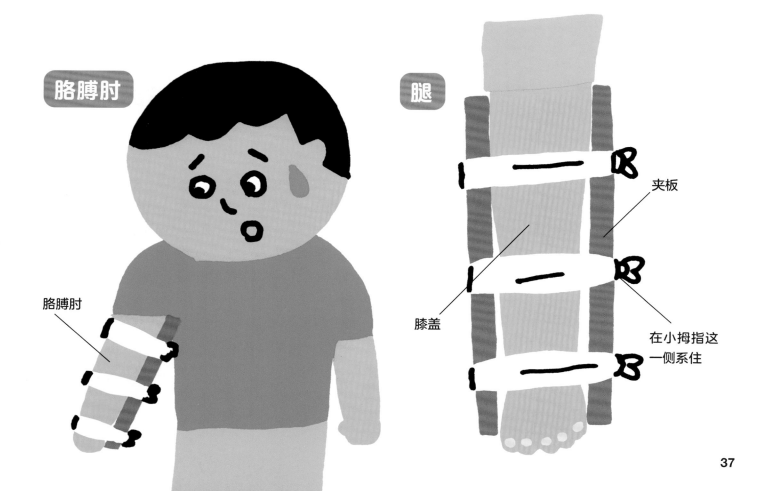

胳膊肘

胳膊肘

腿

夹板

膝盖

在小拇指这一侧系住

练习一下吧！

缠绷带

缠绷带时，要根据身体部位的形状来调整缠的方法。绷带的缠法有很多种。记住下面的三种方法吧。

缠绷带时，要缠得略紧一些。但过紧的话，会影响血液流动。缠的松紧度要正好能让手指尖从绷带中抽出来。

缠完之后，要确认一下伤处有没有发麻。

环形法

第一圈环绕缠，最后一圈也环绕缠

缠绷带时，一圈圈环绕着缠。把第一圈斜出的一角压在环形圈里，固定牢靠。

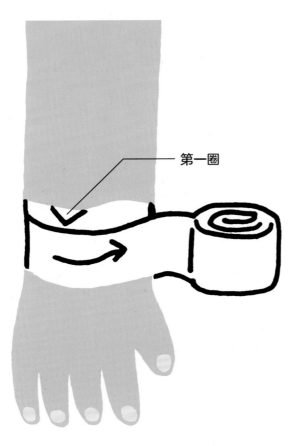

第一圈

螺旋法

胳膊等地方

每圈盖住前一圈的三分之一到二分之一，斜着缠住。适合较长的身体部位。

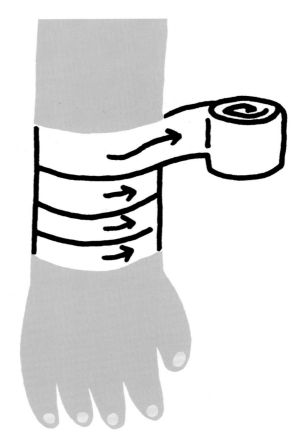

有方法!

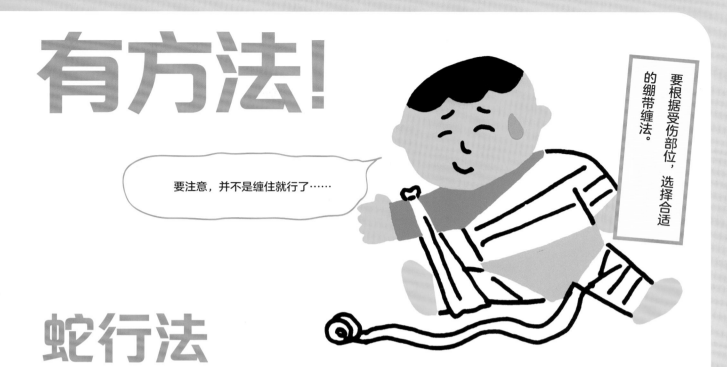

要注意，并不是缠住就行了……

要根据受伤部位，选择合适的绷带缠法。

蛇行法

膝盖、胳膊肘等处

像画 8 字一样，在关节内侧交叉上缠和下缠。缠上绷带之后，身体部位也能略微弯曲。

适合膝盖、胳膊肘等地方的关节。

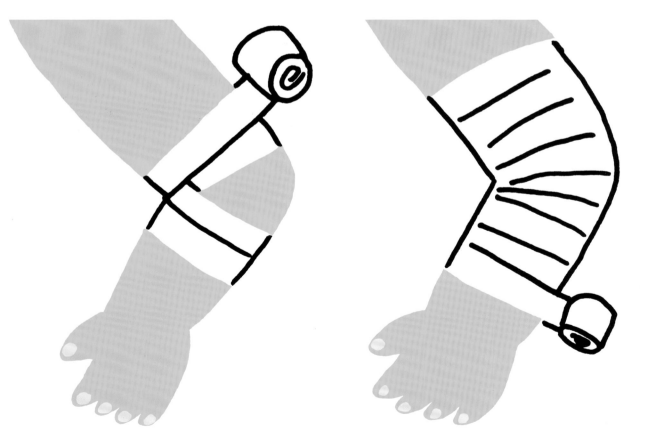

牙齿掉了

摔倒时，如果撞到嘴，牙齿可能被撞掉。
掉下来的牙齿如果保存得好，拿到医院后，
有可能再种到牙床上。

1 按压牙床，止血。

用纱布等按压牙床，止血。

2 把掉落的牙齿泡在蛋清或牛奶中。

把掉落的牙齿泡在蛋清或牛奶中。

校医室可能有专用保存液，问一下老师。

需要注意的事情

- ☐ 如果牙齿被弄脏了，用生理盐水轻轻冲洗。
- ☐ 不要让牙齿晾干。
- ☐ 泡在凉的鲜牛奶中。
- ☐ 不能泡在能长期保存的牛奶和低脂牛奶中。
- ☐ 如果对鸡蛋、牛奶过敏，可以把牙齿泡在生理盐水（500 毫升水中加入 5 克食盐）中。

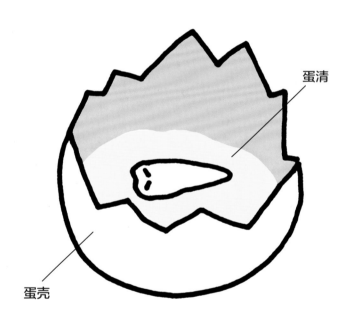

蛋清

蛋壳

错！ 不要这样做！

修复断齿时，牙周膜必须有活性。如果随便触摸牙齿，牙齿可能会沾上细菌。拿牙齿的时候，要拿牙齿的头部。如果用水清洗、晾干，会破坏牙周膜。如果泡在水里或冰水里，牙周膜的细胞会死掉。

碰到牙周膜　　把牙齿清洗、晾干

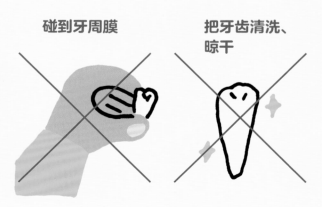

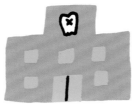

⚠ 尽可能在 30 分钟内去牙科医院。

修复断齿，要尽可能早去医院治疗。去医院时，一定要把牙齿泡在蛋清、凉牛奶或盐水中。

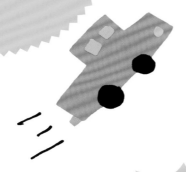

好厉害的技术！
牙齿修复

牙齿，只要牙周膜有活性，就能重新种在牙床上。把牙齿固定在原来的位置，等待细胞在牙床上重新长好。但是，如果牙周膜的情况恶化，细胞就没办法重新长好。即使能再次长好，也可能因为细菌感染而再次掉落。

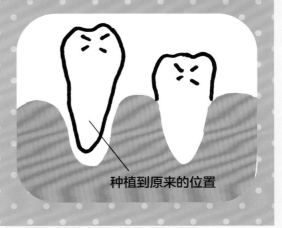

种植到原来的位置

⚠ 注意

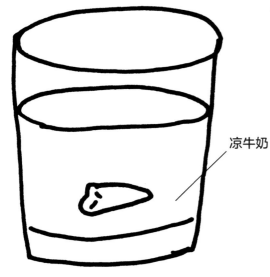

凉牛奶

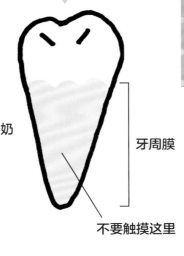

牙周膜

不要触摸这里

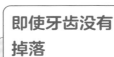

立刻！

即使牙齿没有掉落

医院

☐ 牙齿穿透嘴唇。

☐ 血流不止。

☐ 剧烈疼痛。

☐ 牙床颜色不正常。

泡在水里

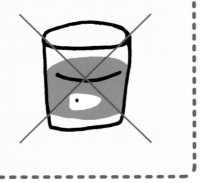

📞 这种情况要这样做

救护车

● 撞到头部和脸部，意识不清。

　※ 可能是颅内出血。

● 头疼、眩晕、恶心想吐。

　※ 可能是颅内出血。

● 张不开嘴，嘴巴活动不正常。

　※ 可能是下颌骨折。

被动物咬到

如果被狗、猫等动物咬到，动物獠牙咬出的伤口可能会很深。

动物携带的细菌如果从伤口进入人体，会引起感染。所以，必须特别小心。

1 用肥皂清洗。

用流动水把细菌冲走，这非常重要。

被动物咬伤后，用肥皂清洗，比只用水清洗，能冲掉更多的细菌。

注意要用流动水清洗。

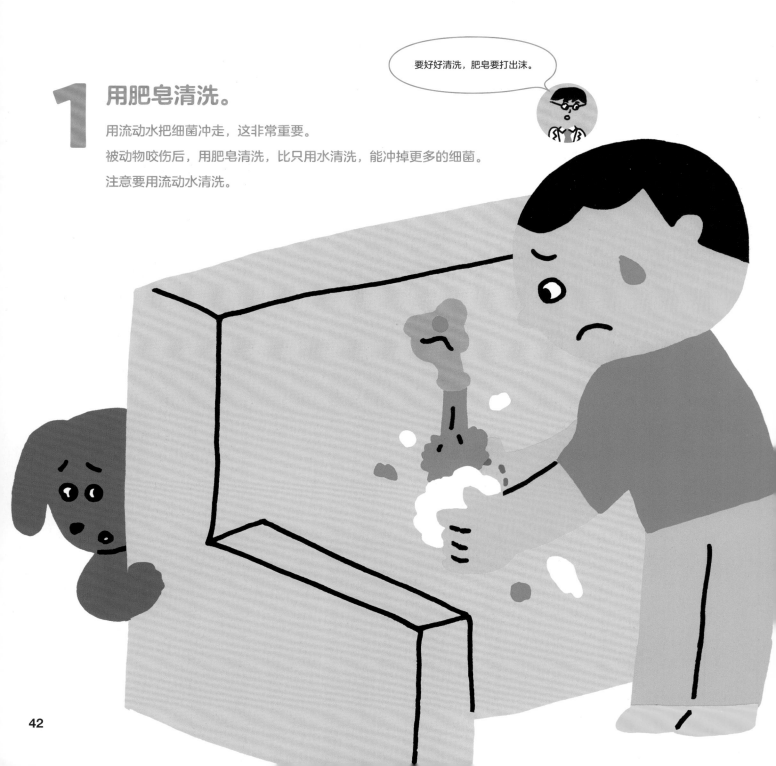

要好好清洗，肥皂要打出沫。

因为关系太亲密，所以会被感染。

被动物感染

感染，有时候是动物感染人。除了被动物咬到会感染，被动物抓到或被动物舔到嘴，也可能会引发感染。严重的情况下可能会有生命危险。和宠物玩耍时，不要过于亲昵，记得洗手、漱口。

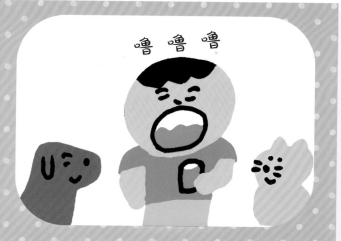

噜 噜 噜

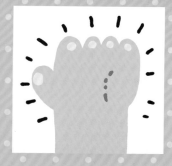

出血性败血症（巴氏杆菌病）

感染30分钟到2天后，伤者的身体出现红肿、疼痛。狗、猫和几乎所有的鸟类都携带巴氏杆菌。

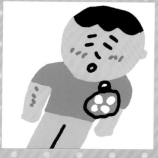

猫抓病

感染几天到约2周后，伤者被抓的地方红肿、发热，腋下肿大。

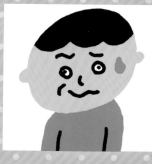

破伤风

感染几天到约3周后，脸部出现抽搐，身体僵硬、抽搐。病情容易恶化。伤者可以通过接种疫苗，来预防。

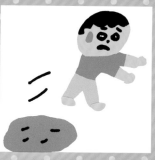

狂犬病

感染几个月甚至几年后，出现发热、头疼、幻觉、恐水等症状。病死率非常高，需要在被咬伤、抓伤后24小时内马上接种狂犬疫苗。

2 止血。

用纱布压迫、止血。为了安全，按压的手要戴橡胶手套或塑料袋。止血后，用纱布盖住。

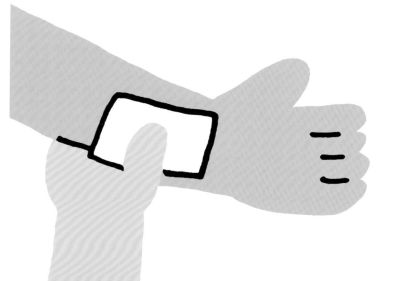

 这种情况要这样做

救护车

- 出血很多。
- 被蛇等有毒的动物咬伤。
- 呼吸困难。
- 意识不清。
- 恶心呕吐。

⚠️ **立刻去医院！**

即使被咬的伤口很小，但如果不及时处理，细菌也有可能引起全身感染，引发严重的症状。被动物咬伤后，要立刻去医院。

触电

触电时,电流会从身体里通过。触电会引起身体的灼伤。电流通过身体的位置、面积和触电时间的长短,决定了受伤的程度。

> 如果手是湿的,电流更容易通过,非常危险!

1 首先要切断电源。

如果不切断电源,来帮忙的人碰到触电者的身体,也会触电。

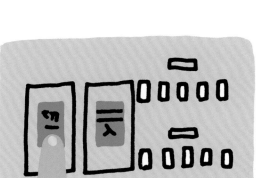
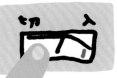
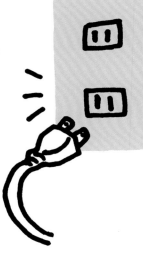

不能切断电源的时候

不能切断电源的时候,要赶紧叫大人。来帮忙的人要戴橡胶手套,穿橡胶长靴,用木头等不导电的物体切断电源。注意不要触电。

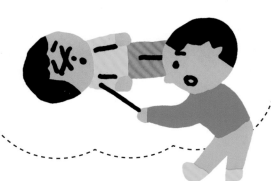

⚠ 观察触电者有没有反应和呼吸。

如果头部和心脏触电,人会失去意识,心脏会停止跳动,呼吸会停止。切断电源后,先看一看触电者有没有反应和呼吸。如果没有反应和呼吸,要立刻叫救护车。在等待救护车来的时候,要进行心肺复苏(详情见第 3 册)。

了解电的可怕
身边的触电危险

触电事故常常发生在我们身边。在家中，往插座孔里插金属丝、一边泡澡一边给手机充电、手机充电时戴着耳机睡觉，都会引发触电事故。爬电线杆也可能会引发触电事故。

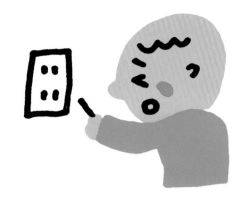

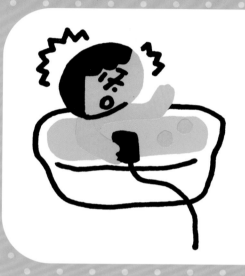 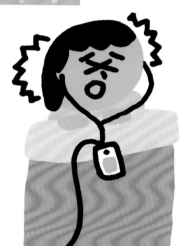 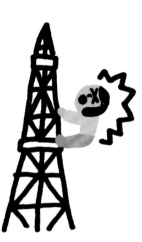

2 如果有灼伤，要冷敷。

如果有灼伤，要用流动水或冰水进行冷敷。然后用纱布盖住伤口。

请参考第 12~13 页"烧烫伤"的内容。

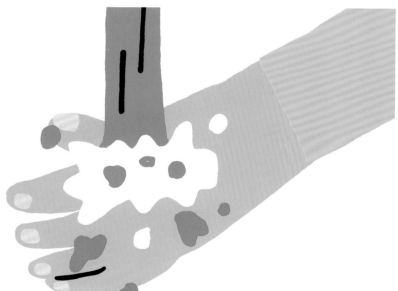

⚠ 叫救护车！

若触电引起灼伤，即使皮肤症状看上去很轻，身体内部也可能有严重症状。不管皮肤外观如何，都要立刻叫救护车。

运动前的身体情况确认

有时候，我们自己察觉不到自己的身体情况不好。如果在身体情况不好时运动，身体不能正常反应，就很可能会出现意外受伤的情况，还可能给心脏造成负担，甚至会晕倒。运动前，务必要看一看"身体情况确认表"上的各项内容。身体情况不好时要告诉老师或家长。

身体情况确认表

- ☐ 有没有发热
- ☐ 是不是浑身无力
- ☐ 昨天有没有休息好
- ☐ 有没有食欲
- ☐ 有没有腹泻
- ☐ 头和胸疼不疼
- ☐ 关节疼不疼
- ☐ 是不是疲劳
- ☐ 上一次的运动疲劳是不是已经消除
- ☐ 现在想不想运动

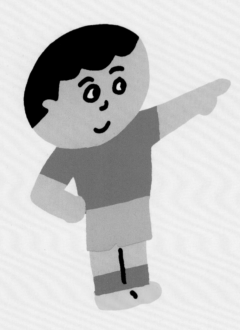

预防受伤，养成

好好睡觉

如果晚上没休息好，白天会没有精神。这时候，身体的反应速度会变慢，不能灵活地躲球，容易与别人发生冲撞，容易受伤。而且，睡眠不足不利于伤势恢复。平时，一定要保证充足的睡眠时间。

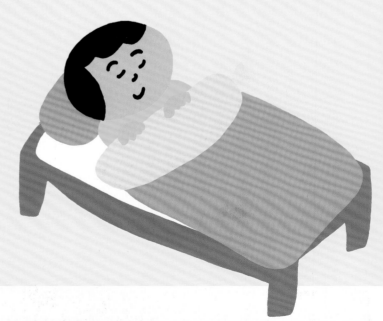

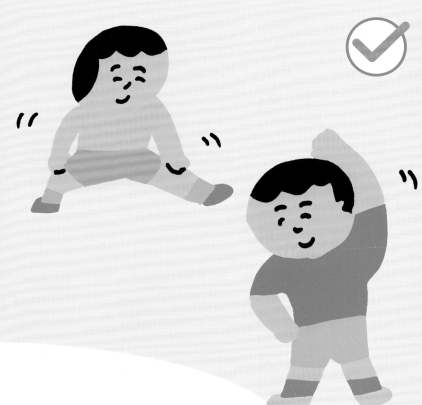

✓ 热身运动· 整理运动

【预热·放松】

突然开始全身运动，会给心脏造成负担。热身运动能提高身体的温度，增加身体供氧，让肌肉和关节更加松弛和灵活。突然停止运动，有时候会出现头晕、恶心、昏迷等情况。整理运动能慢慢调整身体的状态。整理运动对于防止出现肌肉酸痛也非常重要。

好习惯

✓ 营养均衡

食物中的各种营养，能为身体提供不同的能量，构成肌肉、强壮骨骼、增强心脏功能。偏食会让身体中的某一种能量不足。如果不吃早饭就运动，会造成体内能量不足，身体不能灵活运动，可能会头晕、受伤。

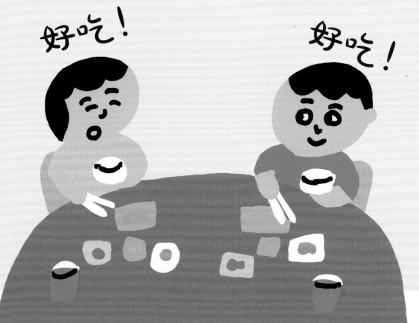

好吃！ 好吃！

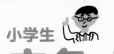

小学生 应急小百科 ① 如果受伤了怎么办 索引

【A】

按摩 · · · · · · · · · · · · · · · · · · · 21

按压 · · · · · 6,8,9,10,11,23,24,26,29,
· · · · · · · · · · · · · · · · · · 33,36,40,43

【B】

保持安静 · · · · · · · · · · · · · · · 6,19

绷带 · · · · 17,19,23,29,30,33,36,38,39

鼻血 · · · · · · · · · · · · · · · · 6,7,26

鼻中隔前端 · · · · · · · · · · · · · · · · 7

鼻子 · · · · · · · · · · · · · · 6,7,24,27

表皮 · · · · · · · · · · · · · · · · · 11,13

冰袋 · · · · · · · 16,17,18,22,23,24,
· · · · · · · · · · · · · · · 26,28,31,34

【C】

擦伤 · 8

缠绷带 · · · · · · · · · · · · · · · 19,38

缠绷带环形法 · · · · · · · · · · · · · 38

缠绷带螺旋法 · · · · · · · · · · · · · 38

缠绷带蛇行法 · · · · · · · · · · · · · 39

吃 · 47

抽筋 · · · · · · · · · · · · · · · · · 20,21

出血性败血症（巴氏杆菌病）· · · · · 43

触电 · · · · · · · · · · · · · · · · · 44,45

创可贴 · · · · · · · · · · · 9,10,11,14

刺 · · · · · · · · · · · · · · · · · · 14,15

刺伤扎伤 · · · · · · · · · · · · · · · · 11

【D】

蛋清 · · · · · · · · · · · · · · · · · 40,41

电 · · · · · · · · · · · · · · · · · · 44,45

电源 · · · · · · · · · · · · · · · · · · · 44

跌伤撞伤 · · · · · · · · · · · · · · · · 22

动物 · · · · · · · · · · · · · · · · · 42,43

【E】

耳朵 · · · · · · · · · · · · · · 7,24,27

【F】

反射 · · · · · · · · · · · · · · · · · · · 21

肥皂 · · · · · · · · · · · · 8,10,11,42

敷料 · · · · · · · · · · · · · · · 8,9,11

俯卧 · · · · · · · · · · · · · · · · · · · 30

【G】

感染 · · · · · · · 8,9,11,12,14,41,42,43

跟腱 · · · · · · · · · · · · · · · · · 30,31

骨折 · · · · · · · 7,16,17,35,36,37,41

固定 · · · · · 17,19,28,30,34,36,38,41

【J】

肌腱 · · · · · · · · · · · · · · 16,17,30,31

肌腱断裂 · · · · · · · · · · · · · · · · 17

肌肉 · · · 19,20,21,22,28,31,32,33,47

肌肉拉伤 · · · · · · · · · · · · 28,32,33

肌肉酸痛 · · · · · · · · · · · · · · · 33,47

肩膀 · · · · · · · · · · · 18,20,25,34,35

脚踝 · · · · · · · · · · · · 18,19,30,31

【K】

开放性骨折 · · · · · · · · · · · · · · · 37

狂犬病 · · · · · · · · · · · · · · · · · · 43

【L】

冷敷 · · · 6,12,16,17,18,19,20,22,23,
· · · · 24,26,28,29,31,32,33,34,37,45

裂纹骨折 · · · · · · · · · · · · · · · · 37

【M】

猫抓病 · · · · · · · · · · · · · · · · · · 43

【N】

内出血 · · · · · 16,17,19,22,23,24,41

牛奶 · · · · · · · · · · · · · · · · · 40,41

扭伤 · · · · · · · · · · · · · · 18,19,28

【P】

皮肤 · · · · · · · · 9,11,12,13,14,15,
· · · · · · · · · · · · · 18,22,23,32,45

皮下组织 · · · · · · · · · · · · · · · · 11

破伤风 · · · · · · · · · · · · · · · · · · 43

【Q】

切伤割伤 · · · · · · · · · · · · · · · · 10

【R】

热身运动 · · · · · · · · · · · · · · · · 47

韧带 · · · · · · · · · · · · · · 16,18,19

RICE 原则 · · · · · · · · 16,18,20,22,24,

· · · · · · · · · · · · · · · · · 28,31,32,34

【S】

三角巾 · · · · · · · · 26,29,30,34,35,36

纱布 · · · · 8,10,11,12,24,36,40,43,45

伤口 · · · · · · · 7,8,9,10,11,12,13,14,
· · · · · · · · · · 15,16,29,33,36,42,43,45

烧烫伤 · · · · · · · · · · · · · · 12,13,45

伸展 · · · · · · · · · · · · · · · · · 20,33

湿润疗法 · · · · · · · · · · · · · · 8,9,11

手指戳伤 · · · · · · · · · · · · · · 16,17

摔伤碰伤 · · · · · · · · · · · · · · 22,28

水疱 · · · · · · · · · · · · · · · · · 12,13

睡觉 · · · · · · · · · · · · · · · 20,45,46

撕裂性骨折 · · · · · · · · · · · · · · · 37

【T】

抬高 · · · · · · · · · · · · · · 26,29,33

头部 · · · · · · · · · · · 7,24,25,41,44

脱臼 · · · · · · · · · · · · · 17,28,34,35

脱下 · · · · · · · · · · · · · · · · · · · 12

【W】

完全骨折 · · · · · · · · · · · · · · · · 37

【Y】

牙齿 · · · · · · · · · · · · · · · · · 40,41

牙床 · · · · · · · · · · · · · · · · · 40,41

牙周膜 · · · · · · · · · · · · · · · · 40,41

眼睛 · · · · · · · · 7,15,21,24,26,27

药品 · · · · · · · · · · · · · · · · · · · 27

瘀青 · · · 19,22,23,24,26,29,32,33,34

预防 · · · · · · · · · · · · · · · · · 43,46

【Z】

真皮 · · · · · · · · · · · · · · · · · 11,13

整理运动 · · · · · · · · · · · · · · · · 47

肿 · · · · · · 5,9,11,15,17,18,19,22,23,
· · · · 24,26,28,29,31,32,33,34,37,43

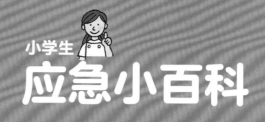

小学生
应急小百科

② 如果生病了怎么办

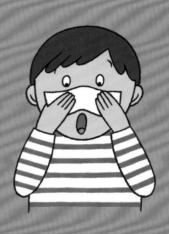

[日] 冈田忠雄，[日] 山田玲子 主编

日本 WILL 儿童知育研究所 编著

线培雁 译

SPM
南方传媒 | 新世纪出版社

·广州·

② 如果生病了怎么办 目录

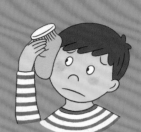

遇到有人身体不舒服该怎么办？ ——— 4

日常身体不适

感冒了【发烧】——— 6

感冒了【喉咙痛 · 咳嗽】——— 8

感冒了【打喷嚏 · 流鼻涕】——— 10

头好痛【头痛】——— 12

肚子疼【腹痛】——— 14

恶心呕吐 ——— 16

拉肚子了【腹泻】——— 17

便秘了 ——— 18

眼睛好累啊【眼疲劳、用眼过度】——— 20

耳朵里面痛【中耳炎】——— 22

一乘交通工具就难受

【晕车、晕船、晕机等，统称晕动症】——— 23

传染病的停课隔离期 ——— 24

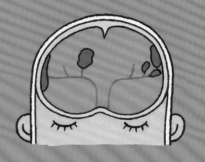

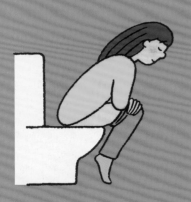

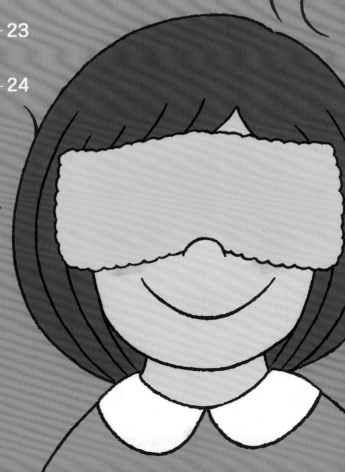

有可能危及生命的身体不适

热得恍恍惚惚，头晕脑涨【中暑】————26
痉挛真可怕————28
呼吸困难【过度呼吸 · 过度换气症候群】——30
哮喘发作了【支气管哮喘】————32
误食致敏物————34
被有毒生物蜇咬————36

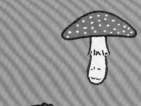

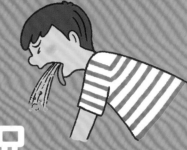

发生在身边的紧急情况

有人被噎住了【窒息】————38
有人溺水了————40

青春期常见的身体不适与心理问题————42
防患于未然，你可以这样做！————44

索引————46

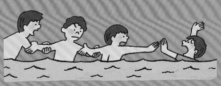

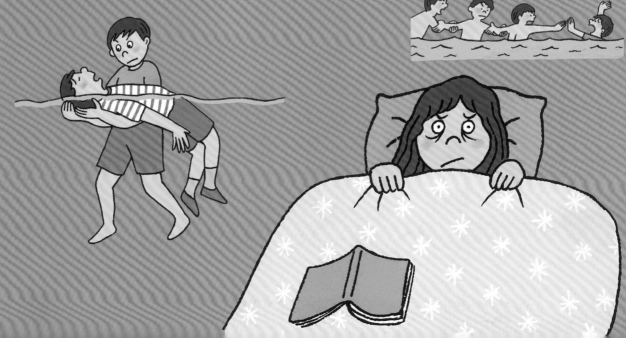

遇到
有人身体不舒服
该怎么办？

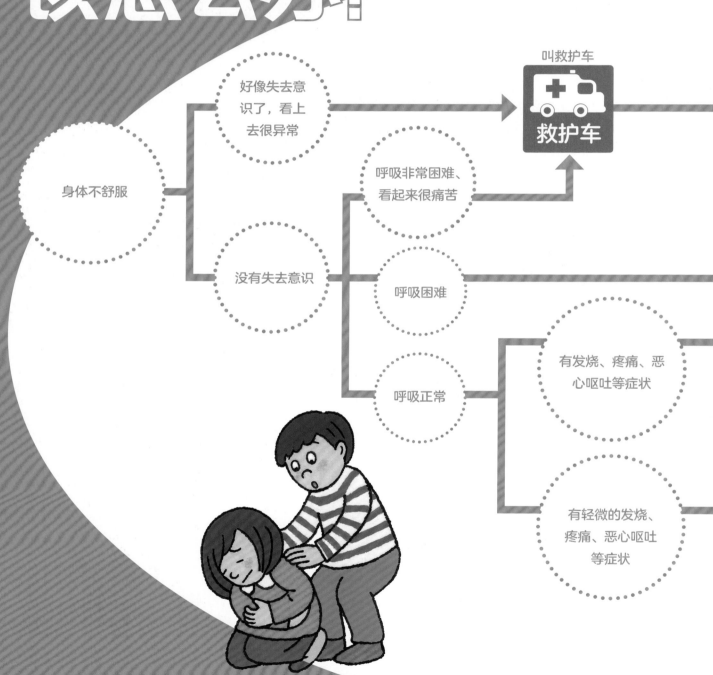

身体不舒服

好像失去意识了，看上去很异常

没有失去意识

呼吸非常困难、看起来很痛苦

呼吸困难

呼吸正常

有发烧、疼痛、恶心呕吐等症状

有轻微的发烧、疼痛、恶心呕吐等症状

叫救护车

救护车

如果你身边有同学看起来状态很糟糕，一定要赶快告诉大人。

如果症状不那么严重的话，赶快送他去校医室，接受校医的应急护理和治疗，然后等待症状的缓解。

如果症状看起来很严重，那就必须得送他去医院接受及时的治疗。

在到达医院之前，如果陪在患者身边的你，能够做一些恰当的应急护理，就可以缓解一些患者的痛苦。

如果你能够用一些应急护理措施来及时缓解患者的痛苦，那可真是太能干啦！

应急护理 "第一时间"能救命的应对措施

① 让患者安静地躺卧。

② 患者呼吸停止·状态异常→施以"心肺复苏术"。

※ ②"心肺复苏术"在本系列第 3 册中有详细介绍。

应急护理

① 让患者保持轻松舒适的姿势。

② 如果有常备、常用的对症药物，可以让家长或老师来安排患者服用。

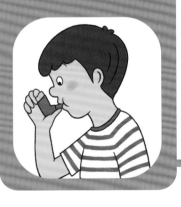

病痛症状仍然在持续

症状更加严重了

疼痛仍然在持续

疼痛缓解了

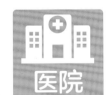

立刻！

医院

如果是在白天，就立刻送病患去最近的医院门诊就医！如果是晚上的话，就送去医院的急诊室（有必要的话叫上救护车）。

医院

白天医院开门的时候，去医院就医。

家

如果看起来没有什么问题了，就在家里静观、休养。

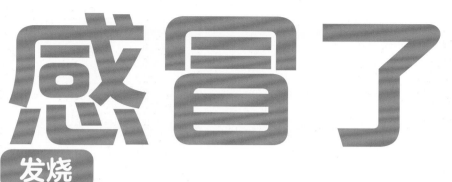

感冒了

发烧

感冒时会发烧，是因为你的身体正在与病菌（病毒与细菌的统称）作斗争！

发烧有两个阶段：发烧的初期是第一阶段，这时，体温会逐渐升高；此后体温爬升到顶点，就到了第二个阶段，在这个阶段里，人体的热度保持稳定，不再升高。在这两个不同的阶段里，我们护理的手法也是要有所不同的。

1 感觉浑身发冷的时候，要进行保暖。

当我们感冒了，有时会感到浑身发冷，这被称为"恶寒"。

恶寒之所以会发生，是因为我们的体温开始上升。这标志着我们的身体已经"摩拳擦掌"，准备与病菌去恶战一场了。

这时候，我们需要注意给身体适度保暖，为身体提供助力，以便它能更好地与病菌作战，但切忌捂汗。

> 身体对抗病菌的能力，就是我们常说的"免疫力"。

不要忘记充分喝水。

为了不至于脱水，我们应当尽量多喝能够为身体补充水分的饮料。

口服补液盐是一种补水效率很高的饮料。

> 可以去药店购买口服补液盐。

干掉病菌！我们为什么会发烧？

当有病菌侵入我们的体内时，我们血液中的白细胞就会赶去吞掉病菌，进入战斗状态。为了能够让白细胞更加活跃有力，大脑会对人体发出"体温体温，请上升"的指令。病菌的活力越强，需要白细胞的活跃程度就越大，发烧的度数也就越高。

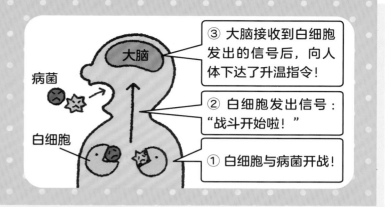

③ 大脑接收到白细胞发出的信号后，向人体下达了升温指令！

② 白细胞发出信号："战斗开始啦！"

① 白细胞与病菌开战！

病菌

白细胞

大脑

2

感觉浑身发热的时候，要进行降温。

体温上升完成后，我们会感觉浑身发热。这时候，我们需要帮助身体散热——衣服需要穿薄一点，或用冰袋进行物理降温（详见第 27 页）……如果身上的衣服被汗水浸湿了，则需要及时地更换。

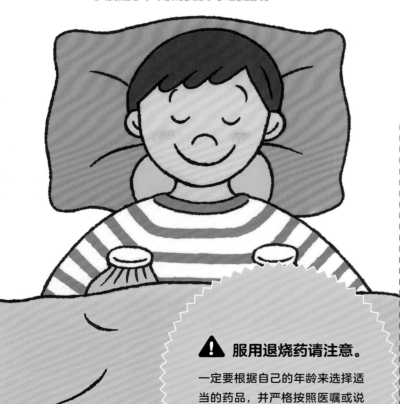

⚠ **服用退烧药请注意。**

一定要根据自己的年龄来选择适当的药品，并严格按照医嘱或说明书来服用哦。

这种情况要这样做

医院

● 高烧持续 38.5℃以上。**立刻送医院！**

● 脸色难看。**立刻送医院！**

● 身体脱力。**立刻送医院！**

救护车

● 退烧药也无法缓解的、高达 40℃以上的持续高热，患者浑身无力。

● 除发烧外，还伴有剧烈的头痛、腹痛、呕吐、痉挛等症状。

● 意识不清、说胡话。

错！ 不要这样做！

如果在刚刚开始发烧的时候就服用退烧药，会导致体温无法升高，也就无法激发足够的抵抗力去与病菌作战了！

因此要等到体温超过 38.5℃时，方可服药。但是如果患者出现倦怠、痛苦等不适症状，也可视情况立刻给服退烧药。

不要立刻吃退烧药。

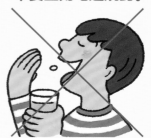

感冒了

喉咙痛

咳嗽

如果有病菌附着在咽喉部位，就会引发咽喉疼痛。病菌进入咽喉后会进一步深入、到达气管，为了能够将病菌排出体外，我们就会咯痰、咳嗽。

1 咳嗽严重的时候，采取什么样的姿势更舒服？

咳嗽严重的时候，比起卧床，保持坐姿更能令人感到舒适。

2 多喝水，勤喝水，但每次不要喝太多。

喉咙干燥会诱发更为严重的咽喉疼痛。因此，要记得保持多次、少量地喝水，来减少喉咙的干渴。

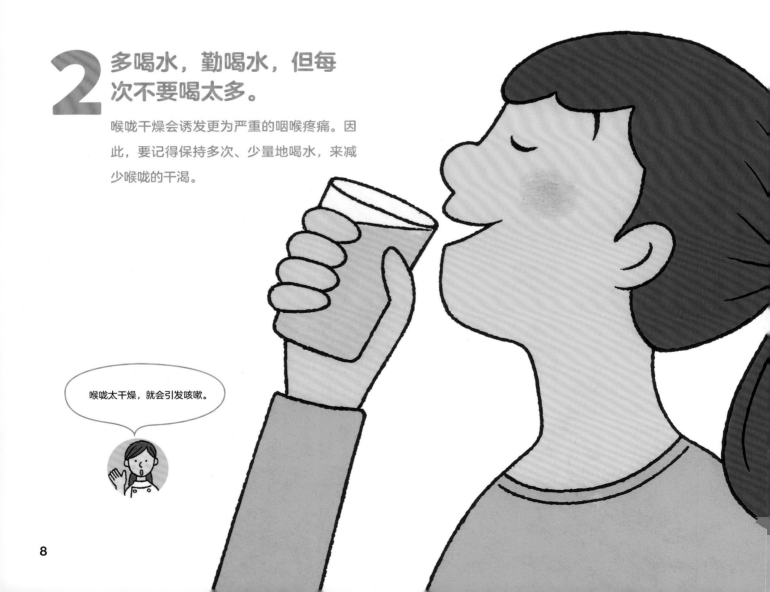

喉咙太干燥，就会引发咳嗽。

我们为什么会咳嗽？ 把坏的东西都咳出去

咳嗽，是为了保护我们的肺、气管等呼吸器官，使它们免受烟雾、灰尘、病菌之类异物的侵扰。

当有异物将要通过咽喉、气管进入人体内部时，控制呼吸的肌肉群就会骤然抽动，形成吐气的动作，使我们咳嗽起来。

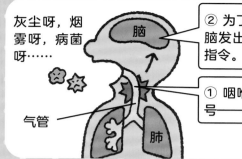

灰尘呀，烟雾呀，病菌呀……

脑

气管

肺

② 为了排出异物，大脑发出"请咳嗽"的指令。

① 咽喉向大脑发出信号——有异物侵入。

3 保持室内的湿度。

室内过分干燥也是造成喉咙痛和引发咳嗽的原因。你可以采用在室内晾挂湿毛巾等方法，来把室内湿度保持在50%左右。

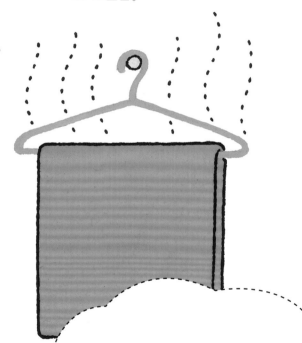

用餐时尽量选择易于吞咽的食物。

喉咙痛时吃东西会感觉难受。因此，喉咙痛时可以吃一些易吞咽的食物，比如凉爽的水果片、粥、布丁等，来为患者补充营养。

这种情况要这样做

医院

● 脸色不好。立刻送医院！

● 浑身脱力。立刻送医院！

● 咳嗽太厉害，难以入睡。

● 高烧不退。

● 咳出的痰很黏稠，呈黄色。

救护车

● 嘴唇变紫。

● 呼吸困难。

喉咙痛的诱因有哪些？

除了喉咙干燥和有病菌侵入之外，以下这些原因也会引发喉咙痛：

说话、唱歌等用嗓过度。　饮食辛辣。

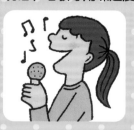

入口的饮食温度太高。　灰尘或烟雾。

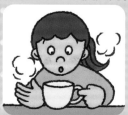
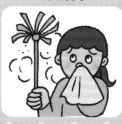

感冒了

打喷嚏

流鼻涕

打喷嚏、流鼻涕，是为了驱逐从鼻腔侵入体内的病菌等异物。

1 喷嚏：想打就打，不要忍！

不要强行压抑自己想打喷嚏的冲动，因为打喷嚏可以帮我们把鼻腔内的异物喷出体外。

但是，在感冒的时候，打喷嚏也会连带着喷出很多病菌。

所以在这种时候，我们需要戴上口罩，或是在打喷嚏时用手帕掩住口鼻，以避免病菌扩散传播。

2 鼻涕：要流就流，好好擤！

把鼻涕吸回去，会让病菌重新回到我们的体内，进一步向体内入侵。因此一定要把鼻涕小心地擤出鼻腔之外。不过要注意，得用正确的方式擤鼻涕才行。

擤鼻涕太用力的话，可能会损伤耳朵里的鼓膜。因此一定要小心。

⚠ **养成正确擤鼻涕的习惯。**

鼻腔与耳朵是相通的。因此，擤鼻涕时如果用力过大，就有可能使病菌进入耳部，引发中耳炎。所以我们在擤鼻涕的时候，动作务必要轻柔。

① 按住一边鼻孔。 . . . .

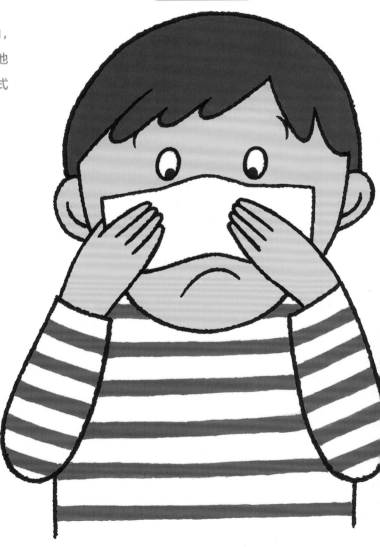

喷嚏和咳嗽的不同之处在哪儿呢?

打喷嚏是有异物进入鼻腔时产生的反应;而咳嗽则是咽喉、气管里有异物进入时产生的反应。因感冒引起的喷嚏和咳嗽会喷出很多病菌。相比起来,打喷嚏时释放出的病菌数量更多,并且喷射得更远。因此,无论是打喷嚏,还是咳嗽,我们都应该佩戴口罩,或及时地用手帕掩住口鼻,以避免传染他人。

	喷出的病菌数量	喷射距离
交谈	0 ~ 210 个	–
咳嗽	0 ~ 3500 个	2 米
打喷嚏	4500 ~ 100 万个	3 米

这种情况要这样做

医院

- 鼻塞严重到无法入睡。
- 流出的鼻涕呈黄色。
- 长期流鼻涕。
- 流鼻涕持续一段时间后,耳朵里面开始痛。

救护车

- 头部受伤后,未患感冒却流出带血的清鼻涕。

※ 上述情况可能是发生了颅骨部位的骨折

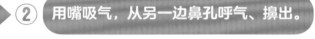

② 用嘴吸气,从另一边鼻孔呼气、擤出。

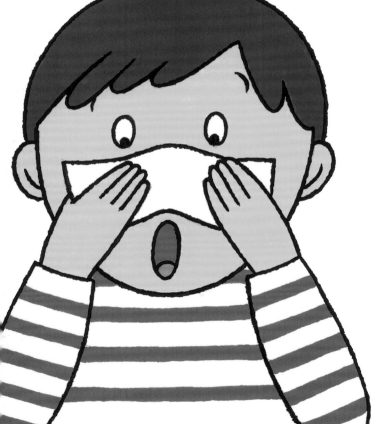

花粉过敏症所引发的喷嚏和鼻涕

因花粉过敏症而打喷嚏或流鼻涕,是身体对过敏原——花粉的过敏反应。与感冒时相同,在这样的时候,身体需要通过喷嚏和鼻涕来驱逐侵入体内的异物。

感冒的时候,鼻涕里混杂着死去的病菌、与病菌抗战"牺牲"的人体细胞等物质,因此看起来很黏稠。但是花粉过敏发作时所流出的鼻涕里只有一些人体细胞和水分,因此是清鼻涕,像水一样。

感冒时常会流	花粉过敏时会流
黏糊糊的稠鼻涕	水一样的清鼻涕

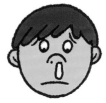 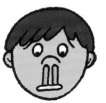

11

头好痛

头痛

头痛的护理方法，根据其成因的不同而有所区别。因此，头痛发作时，我们首先要关注的是在头的哪个部位、疼痛的感觉是怎样的。

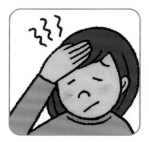

有发烧、流鼻涕、喉咙痛等其他症状相伴随的头痛。

感冒导致的头痛

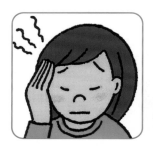

头的单侧或两侧同时发生的、一跳一跳的痛。

偏头痛

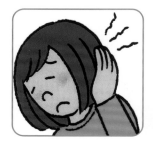

头部整体以及后肩颈部钝痛，并有沉重感。

紧张性头痛

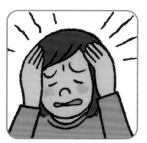

以前从未发生过的剧烈头痛。

危险的头痛！

冷敷处理。

在额头上敷以冷毛巾，可以缓解疼痛。

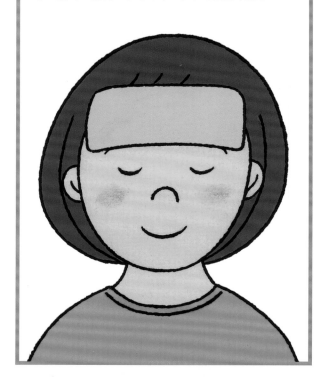

如果出现以下情况

救护车

- □ 伴有呕吐。
- □ 头有裂开般的剧痛感。
- □ 伴有说话困难、吐字不清。
- □ 伴有意识不清或昏睡。
- □ 身体的局部无法正常活动。
- □ 伴有抽筋、躯体痉挛。
- □ 伴有呼吸困难（呼吸微弱或暂停）。

安静休息，并留心观察。

如果是比较轻微的头痛，那么可以安静地休息，等待头痛的缓解。如果疼痛有所加重或是反复发生，就需要去医院就诊了。

这种情况要这样做

- 头痛持续不止。
- 头痛反复发作。
- 头痛越来越严重。

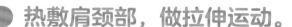

● 热敷肩颈部，做拉伸运动。

如果肩颈部肌肉紧张僵硬，血液循环不畅，就会引发头痛。

用热毛巾等物热敷肩颈部位，辅以拉伸动作，可以放松身体、缓解肌肉僵硬。

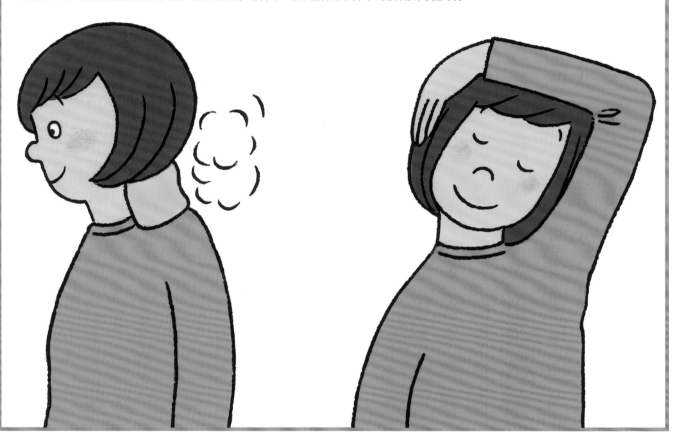

发生剧烈疼痛要警惕！ 危险的头痛

如果患者突然发生严重的、头要裂开般剧烈的头痛，可能意味着大脑部位有病变。比如因脑动脉瘤破裂所引发的蛛网膜下腔出血、脑部血管崩裂引发的脑溢血、脑部血管阻塞所引发的脑梗塞，以及因病毒感染、脑组织肿胀所引发的脑炎……这些疾病很可能威胁到患者的生命，因此务必要马上叫救护车来，送患者去医院急救。

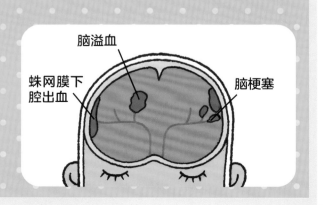

脑溢血
蛛网膜下腔出血
脑梗塞

肚子疼

腹痛

腹痛时，如果患者的脸色看上去没有什么异常，只是有时候会疼那么一下、并且没有伴随其他症状的话，不妨让患者安静下来休息一下，留意观察就可以了。

1 安静地躺卧、休息。

放低枕头，屈起双膝，这样的躺卧姿势是可以缓解腹痛的！

你还可以在膝下腿弯处垫上抱枕、靠垫等物，让患者能够轻松地长时间保持这种姿势。

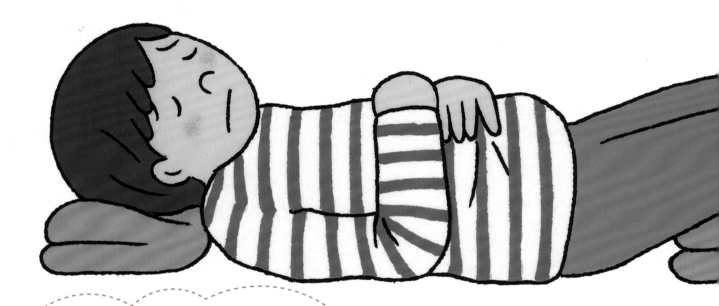

压力太大了，肚子也会痛。

在面对一些令人身心备感压力的事务时，人们的肠胃功能常常也会变弱，因此产生不适。

卧床休息，或多散散步，调节一下紧张的心情，都可以令身体的状态好转。

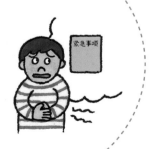

2 松缓衣物。

松开腰带、解开裤子或裙装的纽扣，使身体不受束缚。

如何描述清楚：你感受到的疼痛是什么样的?

在医院就诊时，大夫常常会问"哪儿疼""怎么个疼法"。如果你能够清楚准确地描述出你的疼痛，大夫就可以对你的病情做出正确的判断，为你做出相应的治疗。

疼痛的部位

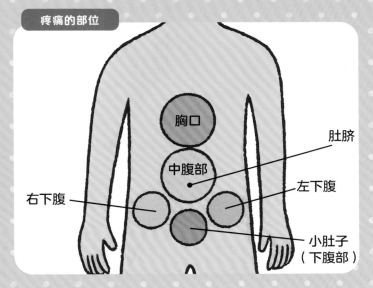

胸口

肚脐

中腹部

右下腹

左下腹

小肚子（下腹部）

怎样描述"疼痛"

钝痛	不尖锐而有沉重感的疼。
闷痛	不尖锐的、有憋闷感的、持续的疼。
刺痛	好像被什么东西扎了一样的疼。
锐痛	尖锐的疼痛。
跳痛	跟随脉搏的节奏一跳一跳的疼。
绞痛	肚子里好像被挤压、绞拧般的疼。

这种情况要这样做

医院
- 尽管还能走路，但疼得很剧烈。**立刻送医院!**
- 疼了几天了还在疼。
- 除了腹痛，还伴有头痛、恶心呕吐等其他症状。**立刻送医院!**
- 一走路就疼。
- 腹部触摸起来十分坚硬。**立刻送医院!**

救护车
- 持续剧烈腹痛。
- 痛得无法行走。

其他症状也得照顾到哦!

不单是腹痛，如果同时还伴随有呕吐（具体做法见第16页）、腹泻（具体做法见第17页）等症状，也需要针对这些症状做出相应的处理才行。

错! 不要这样做!

吃了过多生冷的食物或身体受了寒凉之后，也可能发生腹痛。这种时候，通过热敷和保暖，症状会得到缓解。但是反之亦然——如果身体更加寒凉，疼痛会加剧。

冷饮

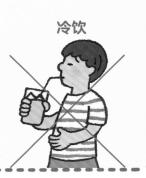

恶心呕吐

引发呕吐的原因有很多。

除了因晕车、晕船等原因明确的恶心呕吐之外，其余情况下的呕吐往往意味着可能有内脏器官的疾病，需要进行专业的诊治以及后续的护理和照料。

1 漱口。

呕吐后残留物留在口腔里会令人感到不舒服，因此呕吐后需要及时漱口。

2 侧卧。

为了避免再次呕吐时呕吐物在咽喉处引起阻塞窒息，患者需要以侧卧的姿势休息。

呕吐物的清理方法

体内感染炎症时，病菌的威力往往很大，因此处理患者的呕吐物时务必要十分小心。

在清理呕吐物的时候，要佩戴一次性手套和口罩。用报纸等将呕吐物清理、收集起来，装在密封的垃圾袋里。被呕吐物接触过的地方要用含氯成分的消毒剂（如 84 消毒液）稀释后加以擦拭。之后要给房间通风换气，暂且不要让其他人进入。

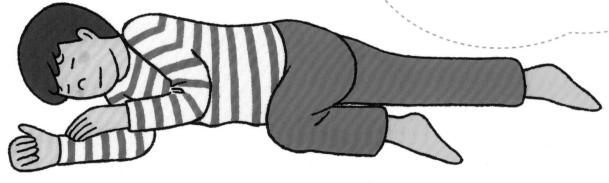

3 预防脱水。

呕吐之后，建议少量多次饮水或口服补液盐来预防脱水。

可以再观察一段时间，如果症状没有好转，就需要去医院诊治。

 这种情况要这样做

 医院

- 无法喝水，口干舌燥。 立刻送医院！
- 反复呕吐。 立刻送医院！
- 患者面无表情，昏昏沉沉。 立刻送医院！
- 发烧。

 救护车

- 呕吐物带血或呈绿色、咖啡色。
- 患者意识模糊。
- 伴有剧烈头痛或腹痛。

拉肚子了 腹泻

如果大便中的水分过多，那就是发生了腹泻。
腹泻的起因有很多，可能是因为肚子着凉了，
也可能是因为身体受到了病菌的感染。

1 补充水分。

腹泻会令体内的水分大量流失，因此需要及时补
充水分。腹泻发生后，如果没有伴随腹痛、腹胀
等其他症状，我们就可以少量饮用口服补液盐来
迅速补充水分。

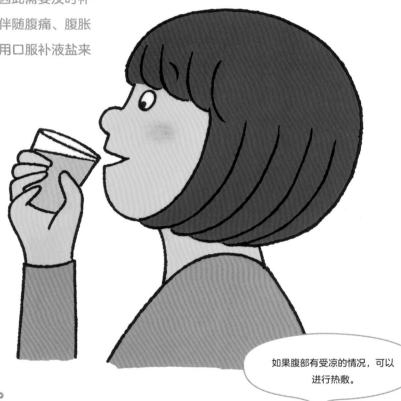

⚠ 注意避免引发脱水。

如果人体内的水分因为呕吐、腹泻
等原因发生了持续流失，就有可能
引发脱水，严重的脱水会引发生命
危险。要想避免脱水的发生，我们
需要耐心细致地为身体做好水分的
补给。

如果腹部有受凉的情况，可以
进行热敷。

2 食用易消化的餐食。

腹泻期间，要避免食用油腻的食物。尽量选择米粥、面条、苹果泥等
容易消化的食物。

如果症状迟迟没有缓解，就需要去医院诊治了。

这种情况要这样做

医院

- 多次大量腹泻。 立刻送医院！
- 吃过相同食物的其他人也发生了腹泻！ 立刻送医院！
- 除腹泻之外，还伴有剧烈到令人无法站立的腹痛。 立刻送医院！
- 除腹泻之外，还伴有呕吐、发烧、腹痛等其他症状。
- 大便呈白色。

救护车

- 大便中混有大量的血。
- 出现意识模糊等脱水引发的症状。

17

便秘了

大便是由不能消化的食物纤维，肠道脱落的细胞、细菌，水分等物质组成的。便秘的原因有很多，但症状都表现为大便无法顺利地通过肠道排出。因此按摩通常会对缓解便秘有良好的效果。

1 按压腹部。

平躺下来，以肚脐为中心，按照顺时针的方向，每移动 1 ~ 2 厘米的距离就对肠部进行一次柔和的按压，大约分 10 次左右完成。

对于经常引发相同部位腹痛的便秘，这种按压的效果极佳。

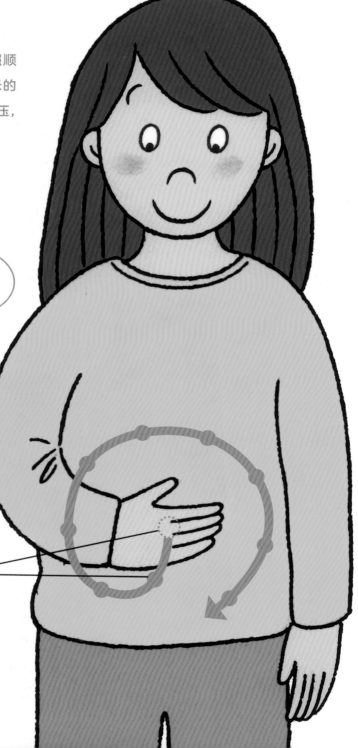

以肚脐为起点，按照顺时针的方向按压腹部。

18

2 刺激肛门部位。

使用可以喷出温水冲洗排便部位的马桶，或是垫着卫生纸轻按、抚触，来刺激肛门。

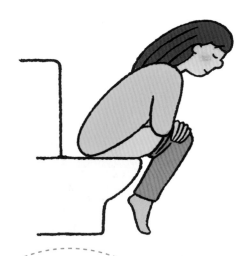

造成便秘的原因

大便的主要成分是水。如果水分不足，大便就会干硬，难以顺畅地从肠道被排出体外。此外，因吃蔬菜太少而导致的食物纤维摄入不足，或是运动不足，也可能造成便秘。如果按摩对便秘起不到缓解作用的话，我们不妨反思一下自己的生活习惯，看看能不能找到便秘的原因。

大便的体内之旅

食物咀嚼后经由喉咙、胃、肠顺次下行。在这个过程里，人体把食物分解成黏稠的糊状物，以便于营养的吸收。而那些无法消化的食物纤维等残渣就混同从肠道脱落下来的细胞、细菌等物，形成粪便，被排泄出体外。

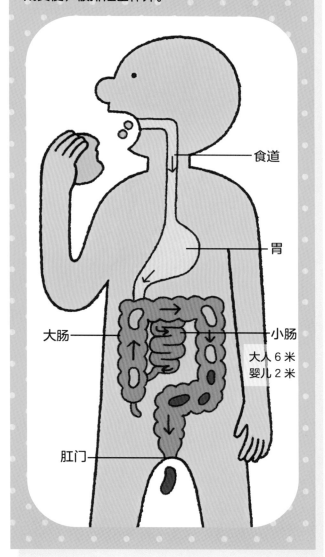

食道

胃

大肠

小肠

大人 6 米
婴儿 2 米

肛门

严重到无法忍受就去医院。

便秘严重的话，会造成腹痛或肛门撕裂，令人十分困扰而痛苦。这样的时候就请不要害羞了，去医院看一下吧。市售的药物如果服用得太频繁，往往会使人的排便功能发生紊乱。所以还是去医院寻求医生的帮助、合理治疗为好。

这种情况要这样做

医院

● 腹胀难忍。

● 多日腹胀，食欲不振。

● 腹痛剧烈到无法站立。 **立刻送医院！**

● 除了便秘之外，还伴有恶心呕吐、腹痛、发烧等其他症状。

● 肛门破裂出血。

眼睛好累啊

眼疲劳、用眼过度

如果盯着电视或手机的时间太久，或者读书时间太长，我们就会感到双眼疲劳，干涩酸胀。如果你不把这当回事，任凭这种疲劳发展下去，可能就会导致视力下降。

因此，一旦眼部感到疲劳，就要及时地加以护理。

● 用温热的毛巾等对眼部进行热敷（请在家长的帮助下完成）

把浸水后拧干的毛巾放在微波炉里加热（一般加热 40 秒即可）后，敷在眼部。一定要注意，务必先确认好温度是否能令你感到舒适，以避免烫伤皮肤。

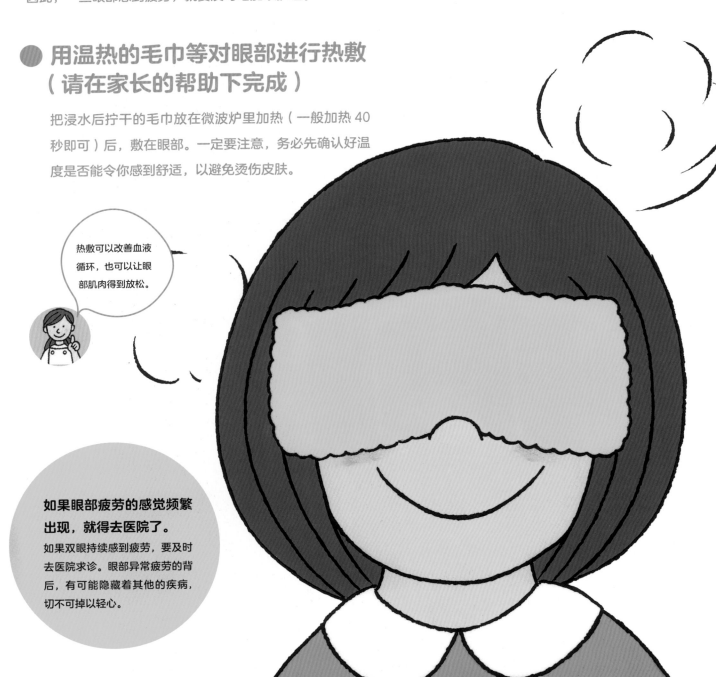

热敷可以改善血液循环，也可以让眼部肌肉得到放松。

如果眼部疲劳的感觉频繁出现，就得去医院了。
如果双眼持续感到疲劳，要及时去医院求诊。眼部异常疲劳的背后，有可能隐藏着其他的疾病，切不可掉以轻心。

眼部疲劳的原因 及各种症状

眼部感到疲劳的原因有很多。眼部疲劳的症状也不仅出现在眼部，还可能出现在身体的其他部位。

这些，竟然也是眼疲劳的原因？

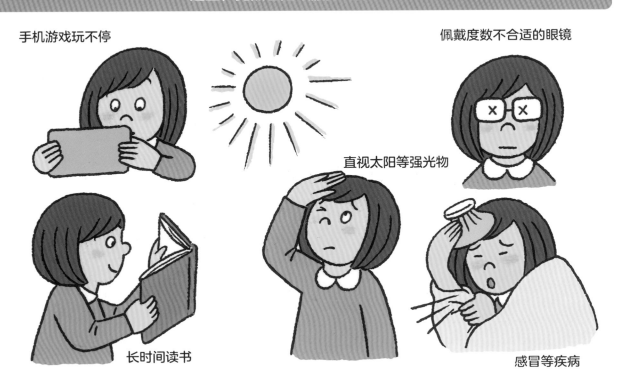

手机游戏玩不停

佩戴度数不合适的眼镜

直视太阳等强光物

长时间读书

感冒等疾病

各种症状

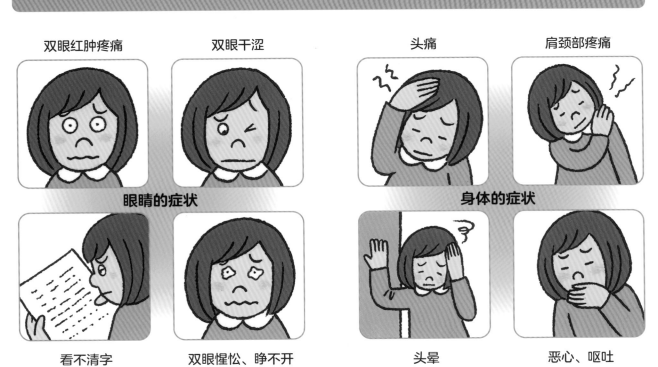

双眼红肿疼痛

双眼干涩

头痛

肩颈部疼痛

看不清字

双眼惺忪、睁不开

头晕

恶心、呕吐

眼睛的症状

身体的症状

耳朵里面痛

中耳炎

中耳炎是耳朵深处的中耳部受病菌感染而引发的病症，在儿童身上格外容易发生，常常会引起耳部疼痛、耳道中有脓液流出、耳道有异物堵塞感等症状。

● **冷敷。**

用冰袋对疼痛一侧的耳部进行冷敷。

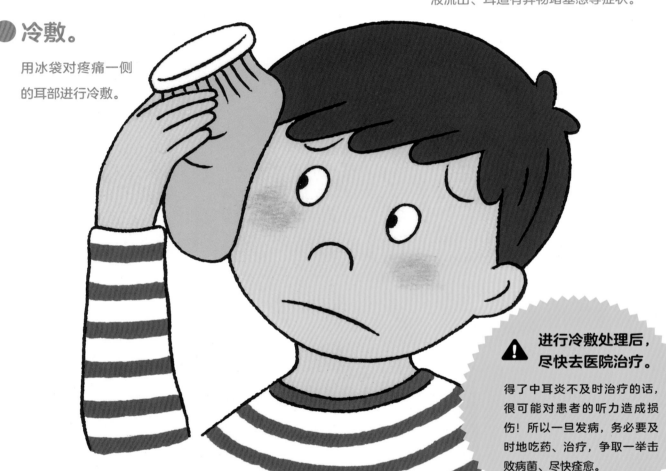

⚠️ **进行冷敷处理后，尽快去医院治疗。**

得了中耳炎不及时治疗的话，很可能对患者的听力造成损伤！所以一旦发病，务必要及时地吃药、治疗，争取一举击败病菌、尽快痊愈。

耳朵和鼻子是连通的？ 中耳的结构

中耳内部是被称作"耳道"的一条管道。耳道的尽头与鼻孔相连。鼻腔和位于鼻腔之下的咽喉部位如果感染了病菌，在鼻腔和咽喉部位活跃的病菌就可能会通过耳道到达中耳，引发中耳部的感染。所以在鼻涕过多或是习惯性把鼻涕吸回鼻腔的情况下，就很容易引发中耳炎。因此我们一定要注意，要好好擤鼻涕才行。

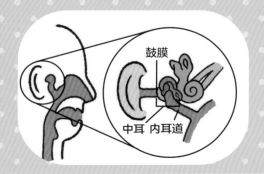

鼓膜

中耳 内耳道

一乘交通工具就难受

晕车、晕船、晕机等，统称晕动症

对于晕动症，在发作时进行应急的护理固然是可行的办法。但更好的办法，却是做好预防、让这种病症不要发生。如果我们既懂得如何护理，更懂得如何预防，那就能双管齐下，万无一失啦！

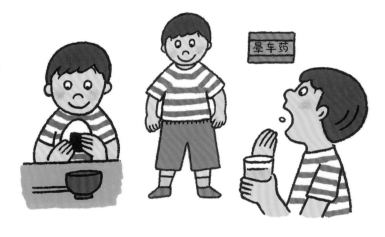

乘坐交通工具时，如果在行驶的过程中读书或是使用电子设备，会更易引发晕动症，因此要尽量避免。

出行前一天 好好休息，睡眠充足。

出行当天的早上

早饭不要吃得过饱，八分饱最好。避免穿着过于紧身的衣物，事先服用晕车药。

睡眠不足、空腹或吃得太多、穿紧身衣物等，都可能成为晕动症发作的诱因，因此要尽量避免。易发晕动症的同学还可以事先服用适量的晕车药。

行车中

严重程度计量表

还能忍耐

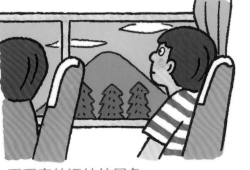

看看窗外远处的景色

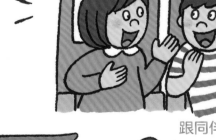

跟同伴聊天

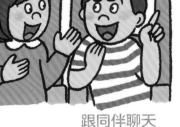

呼吸车外的新鲜空气，如果可以的话，停车时可以下车活动一下。

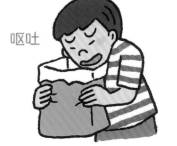

呕吐

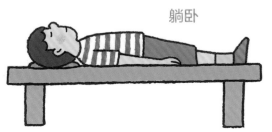

躺卧

无法忍受

23

传染病的

同学们聚集在学校里集体生活，容易出现传染病传播的情况。这些传染病，有的一旦染上，就会对人体造成严重的损伤；有的一旦发生，就会形成广泛的传染。因此必须采取措施，以避免此类疾病的进一步扩散。

在中国，传染病分为以下几类，表中的隔离期供参考，以实际执行为准。

甲类传染病

甲类传染病也称为强制管理传染病，包括鼠疫和霍乱。对此类传染病发生后报告疫情的时限，对病人、病原携带者的隔离、治疗方式以及对疫点、疫区的处理等，均强制执行。右侧为常见甲类传染病的隔离期——

鼠疫	腺鼠疫隔离至淋巴肿完全痊愈、肺鼠疫在临床症状消失后，痰连续培养 6 次阴性才能解除隔离
霍乱	腹泻停止后 6 天，隔天大便培养连续 3 次阴性，解除隔离

乙类传染病

乙类传染病也称为严格管理传染病。对此类传染病要严格按照有关规定和防治方案进行预防和控制。包括：脊髓灰质炎、麻疹、百日咳、结核病、新型冠状病毒肺炎、流行性出血热、登革热、伤寒和副伤寒、人感染 H7N9 禽流感、人感染高致病性禽流感、布鲁氏菌病、狂犬病、流行性脑脊髓膜炎、流行性乙型脑炎、艾滋病、炭疽、病毒性肝炎、新生儿破伤风、血吸虫病、钩端螺旋体病、梅毒、淋病、猩红热、疟疾、传染性非典型肺炎。右侧为常见乙类传染病的隔离期——

脊髓灰质炎	自发病起消化道隔离 40 天，第一周为呼吸道隔离
麻疹	出疹后 5 天，合并肺炎至出疹后 10 天
百日咳	发病后 40 天或出现痉咳后 30 天
结核病	完成治疗后，痰菌检查连续 2 次阴性
新型冠状病毒肺炎	按当地实时政策隔离救治
流行性出血热	隔离至发热退
登革热	起病后 7 天
伤寒、副伤寒	症状消失后第 5 天起大便培养 2 次阴性或症状消失后 15 天
人感染禽流感	隔离至症状消失 7 天
布鲁氏菌病	可以不隔离
狂犬病	病程中隔离治疗
流行性脑脊髓膜炎	症状消失后 3 天，但不少于病后 7 天
流行性乙型脑炎	隔离至体温正常为止

停课隔离期

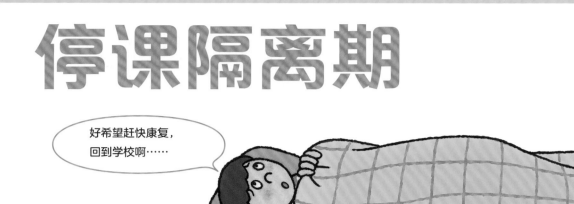

好希望赶快康复，回到学校啊……

为了不在学校内引发大规模传染，具有传染性的患者需要停止上学，居家隔离。

丙类传染病

丙类传染病也称为监测管理传染病。包括：流行性感冒（流感）、流行性腮腺炎、风疹、手足口病、流行性和地方性斑疹伤寒、急性出血性结膜炎、丝虫病、感染性腹泻病、麻风病、黑热病、包虫病。

右侧为常见乙类传染病的隔离期——

流行性感冒	退热后 2 天
流行性腮腺炎	至腮腺完全消肿约 21 天
风疹	出疹后 5 天
手足口病	隔离 2 周至症状消失
流行性斑疹伤寒	彻底灭虱隔离至退热后 12 天
地方性斑疹伤寒	隔离至症状消失
急性出血结膜炎	隔离至症状消失
丝虫病	不需隔离，病室应防蚊、灭蚊
感染性腹泻病	至症状消失后 7 天或大便培养 2 ~ 3 次阴性

其他传染病

涵盖中国国家卫生计生委决定列入乙类、丙类传染病管理的其他传染病和按照甲类管理开展应急监测报告的其他传染病。

包括：寨卡病毒病、鼻疽和类鼻疽、人兽共患病、基孔肯亚热、广州管圆线虫病、阿米巴性痢疾、人猪重症链球菌感染、德国肠出血性大肠杆菌 O104 感染、美洲锥虫病、诺如病毒急性胃肠炎、颚口线虫病、西尼罗病毒、马尔堡出血热、拉沙热、黄热病、裂谷热、埃博拉出血热、中东呼吸综合征、埃可病毒 11 型。

埃博拉出血热	隔离 2 周或症状消失

热得恍恍惚惚，头晕脑涨

中暑

如果身体过热，就会通过出汗来降低体温。如果体内水分不足，无法排汗；或是气温、湿度过高，导致即便排汗也无法降低体温的话，人体的温度就会持续升高，引发中暑。

如果有人表现出中暑的症状，请对他进行以下的护理：

1 将中暑患者转移到凉爽的地方，松缓身上的衣物。

如果是在户外，可以将患者转移到通风良好的树荫下，解开患者的腰带和纽扣，令其安心躺卧、休息。

> 也可以将患者转移到开着空调冷气的室内或是车内。

2 用水淋湿患者的身体后扇风降温。

在患者身体上淋一点水，然后用扇子或上衣对着患者扇风。

如果有冷气空调的话，可以将风量调高，让患者在能够吹到凉风的地方休息。

> 在衣服上淋水就可以。

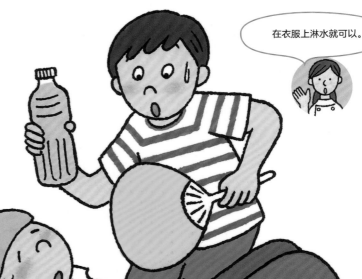

⚠ 如果患者失去意识，立刻叫救护车！

如果患者出现意识丧失等第 27 页中提到的 II 度或 III 度症状时，说明患者已经发生严重中暑，有可能会危及生命，因此务必要马上叫救护车来施以急救。

中暑后的症状

医院 救护车

除了精神恍惚、头晕脑涨外，如果发生了中暑，还可能会表现出其他的症状。如果症状严重的话就有必要叫救护车了。当有人中暑时，我们应当密切关注患者状态，给予恰当的护理。

Ⅰ度（轻症）	眼花，头晕，频繁打哈欠，大量出汗，双脚发软，一过性的意识模糊 → 施加应急护理（如无好转需就医）
Ⅱ度（中等症）	头痛，呕吐，倦怠，疲惫，精神恍惚，带有轻微的意识失常 → 应急护理同时立刻去医院（如有必要，需叫救护车）
Ⅲ度（重症）	意识失常，身体痉挛，皮肤干燥发热 → 应急护理同时须入院治疗（马上叫救护车！）

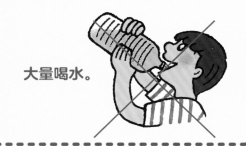

错！ 不要这样做！

在做应急护理时，需要让患者及时补充水分。但是如果只是给患者大量持续饮用白水或茶等没有任何添加的饮料，反而会造成体内电解质过量流失，引发脱水甚至休克等症状。

请一定不要忘记电解质的补充。

大量喝水。

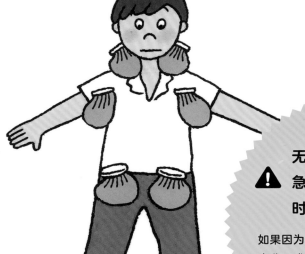

⚠ **无法补进水分，或经紧急处理仍然没有好转的时候要立刻叫救护车。**

如果因为呕吐等原因无法补充足够的水分，或是虽然经过及时处理症状仍未好转的话，就立刻叫救护车。

3 条件允许的话，请提供冰镇过的饮料给患者饮用。

如果可以的话，最好给患者饮用冰镇过的口服补液盐或运动饮料（如果没有的话，水或茶也可以暂时替代），务必让患者充分补充体液。

4 冷敷腋下、大腿根等部位。

用冰袋或灌有冷水的矿泉水瓶对身体进行物理降温。

痉挛真可怕

痉挛发作的时候，身体可能会不听使唤，机械、僵硬、强直、扭曲，或不停地抽动、摇摆。有时，患者甚至会发生双眼歪斜、被呼唤时全无反应的症状。这种情况会让人有些紧张，不过我们仍要保持镇定，要密切关注患者的反应以及呼吸状态，及时地加以护理。

1 留意记下开始发作的时间，并移除任何可能带来危险的物品。

如果见到有人发生痉挛，要及时地确认发作的时间，写下来做备忘。

如果身边有危险物，可能会对患者的安全造成威胁，因此一旦患者发作有所缓解，需要立刻将他转移到安全的地方。

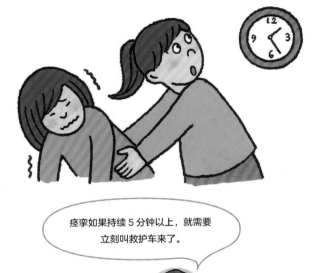

痉挛如果持续 5 分钟以上，就需要立刻叫救护车来了。

2 让患者以侧卧姿势躺卧，观察其呼吸状态及反应意识。

为了防止窒息等危险的发生，我们需要让患者以侧卧姿势躺卧。

呼唤患者，看他是否能够回应；观察患者的呼吸，看是否有异于平常。

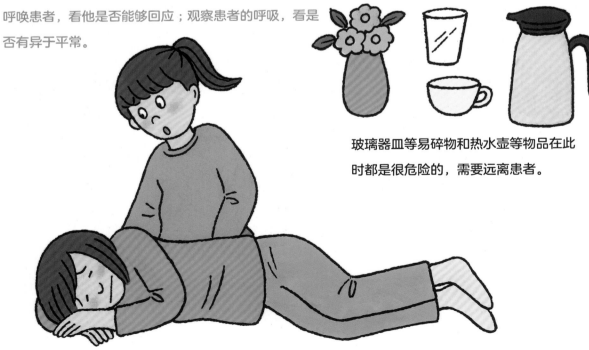

玻璃器皿等易碎物和热水壶等物品在此时都是很危险的，需要远离患者。

什么情况下会发生？

除了脑部受伤，引发痉挛的原因还有很多。有些疾病如癫痫等，会导致经常性发作的抽搐、痉挛。如果确知发病者有癫痫病史，那么就稳下心神，留意着他的状态，等待发作结束即可。

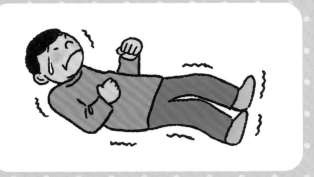

错！ 不要这样做！

为了避免患者咬伤口舌，而在患者口中塞入手帕或纱布等物：这很可能引起窒息。因此一定不要这样做。此外，不要强行按压或拘束患者的身体。

在患者口中塞上手帕或纱布。

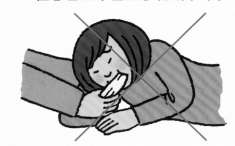

如果出现以下情况 救护车

☐ 患者对你的呼唤没有回应。

☐ 抽搐、痉挛持续时间超过 5 分钟。

☐ 呼吸有异于平常，不规则或过弱。

☐ 痉挛过后，患者手脚的行动出现困难。

☐ 痉挛反复发作。

☐ 嘴唇呈现紫色。

☐ 在酷暑或高温环境下发生。

☐ 出生不足 6 个月的新生儿痉挛。

3 患者口中如有异物进入，或有口水积聚时，需要及时擦除。

为避免口水或异物呛堵气管，需要及时清理患者的口腔。

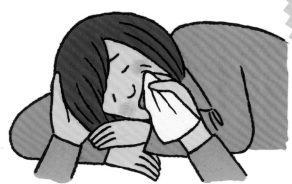

如果患者失去意识、呼吸异常，就需要对他及时实施心肺复苏术。

失去意识、呼吸异常、脉搏微弱乃至停息、心脏停跳……当发生这些危险状态的时候，就需要我们在等待救护车到来的时间里，对患者实施心肺复苏术。详细做法请见本系列第 3 册中的介绍。

呼吸困难
过度呼吸·过度换气症候群

因为某些原因而使呼吸速度过快，导致发生呼吸困难。这种病症被称作"过度呼吸症候群"或"过度换气症候群"。这种病症的发作会引起人体血液中的二氧化碳过度减少，令人出现呼吸困难、四肢麻痹等症状。

1 慢慢呼气。

一边在头脑中从 1 默数到 10，一边慢慢地呼气。最初或许无法做到平静地数数，那么就尽可能地延长自己每一次呼吸的时间。

1，2，3，4 …… 10

身边的人也请及时地提醒患者："慢下来""镇静，镇静……"

会带来哪些症状呢？

除了令人感到呼吸困难、手足麻痹，还会有肌肉痉挛或僵硬的感觉。因此造成面部扭曲、手脚无法自如活动，这些常常会令患者惊慌失措。所以在这时候，最重要的就是先安抚患者的情绪，让他能够平静下来。

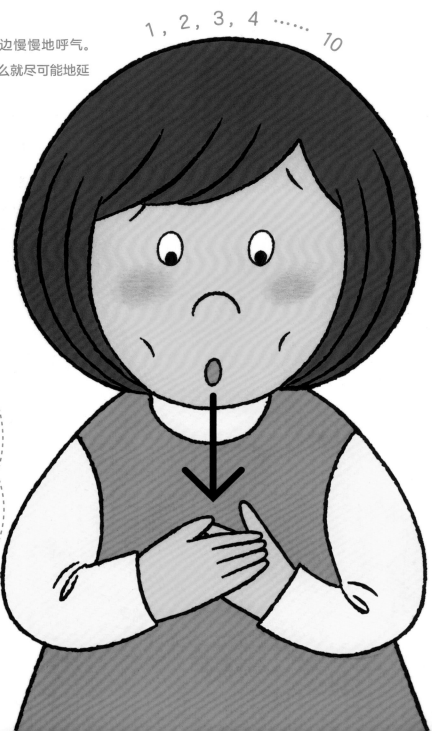

过度呼吸·过度换气症候群
发生原因

剧烈运动后，因喘息过于激烈导致呼吸次数过多，反而会令人无法顺畅呼吸。当人在痛苦和有压力，或情绪亢奋的时候，也可能会发生同样的症状。

另外，在重大考试或演讲前过度紧张，或因棘手的事情而极度烦恼焦虑，又或是在激烈地发怒、哭泣的时候，人们都可能发生这样的症状。

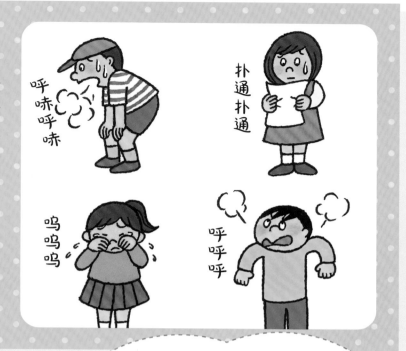

2 平缓地吸气。

与呼气时的要求相同，吸气时在头脑中从1默数到10，同时慢慢地吸气。

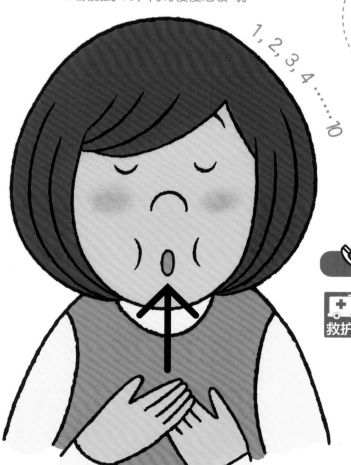

现在比较不推荐使用纸袋呼吸法。

在过去，为应对"过度呼吸·过度换气症候群"的发作，广为人知的传统护理手段是纸袋呼吸法。所谓的纸袋呼吸法，就是将纸袋罩住口鼻后再呼吸。这种方法可能带来缺氧的问题，因此近来已不推荐使用。

3 不断重复，直到呼吸恢复正常。

在呼吸状态恢复到与平常无异之前，请重复执行前两个步骤。

这种情况要这样做

救护车

● 呼吸困难和手足麻痹症状持续、无好转。

如果反复发作，需要去医院就诊。
如果过度呼吸症状反复出现，很可能是其他病症带来的影响。这种时候，请去医院查找病因。

31

哮喘 发作了

支气管哮喘

在咽喉下面，是空气进入我们人体的通道——气管。当某些会引发过敏的物质（过敏原）被吸入呼吸道而导致气管肿大增厚、气流通路变窄，引发呼吸困难，这种病症就是哮喘。

1 采用能令自己轻松舒适的姿势。

无论患者是坐着还是躺下都没有问题，只要是令他感到舒适的姿势就可以。大部分情况下，哮喘急性发作时，坐姿能令患者感到更加舒适。

2 及时吸入药物。

经医生确诊过的哮喘患者需要随身携带治疗药物，一旦急性发作，便可及时吸入。

也有的同学会把治疗哮喘的专用药物寄放在校医院或是老师处。

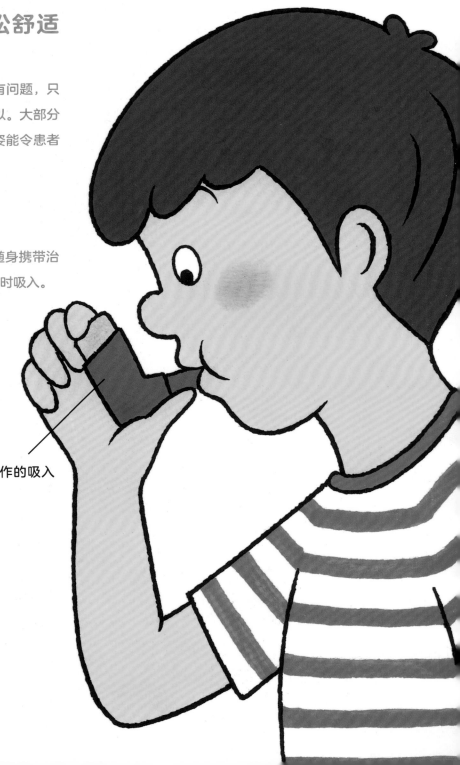

应对急性发作的吸入式药物

是轻微，还是严重？
如何判定哮喘发作的程度

哮喘发作的时候，患者呼吸时会发出"咻——咻——"或"嗬——嗬——"的声音，痛苦到无法说话。如果严重的话，还可能危及生命。因此务必要提高警惕！

轻度发作

虽然有"咻——咻——"或"嗬——嗬——"的哮鸣音，但是患者没那么痛苦。食欲正常，夜晚可以安睡。

中度发作

呼吸喘鸣较强，呼吸时胸肋下部凹陷。食欲不振，夜晚无法安睡。

重度发作

呼吸喘鸣剧烈，呼吸困难，以至于无法平躺下来，面色发青。

呼吸衰竭

呼吸变得微弱，听不到呼吸喘鸣。面色愈发难看。患者意识不清，看起来困倦昏沉。

轻度 ◄∙∙∙∙∙∙∙∙∙∙∙∙∙∙∙∙∙∙∙∙∙∙∙∙∙∙∙∙∙∙∙∙∙∙∙► **重度**

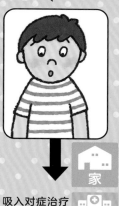 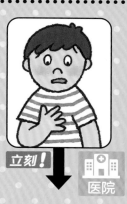 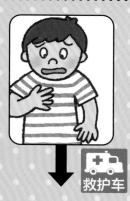 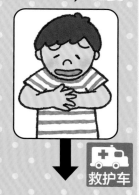

吸入对症治疗的药物。如果病情无好转，就去医院。

及时吸入对症药物，然后立刻去医院。

及时吸入对症药物，时刻关注患者的呼吸状态，等待救护车到来。

如发作严重，危及患者生命，我们要对患者实行心肺复苏术（详见本系列第3册）。

3 用肚子喘气。

采用腹式呼吸法：呼气时腹部回收，吸气时腹部鼓起。

此外，让患者一小口、一小口地喝水，为患者按摩脊椎部位，使痰比较容易排出，也能令患者轻松许多。

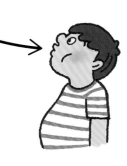

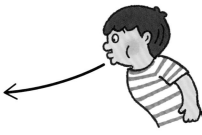

误食致敏物

有的人可能会对食物发生过敏反应。过敏反应程度严重的人如果误食了致敏物，就有可能会危及生命。因此务必要加以警惕。

有的时候，食用了致敏食物后，患者原本是安然无恙的。但是如果这时恰巧进行了运动，就会诱发过敏症状的发作。

1 确认症状的严重程度。

首先需要明确过敏的严重程度。即便出现的症状一时看起来很轻微，也要赶快告诉大人们才行哦。因为过敏症状很可能在一瞬间就发展到非常严重的地步。

2 根据症状，服用常备药物。

如果是轻度或是中度的过敏症状，可以口服常用药物，或是使用吸入式药物。如果是重度发作，则需要立刻叫救护车。

快速检查，是否有：

☐ 咽喉刺痛。
☐ 身体局部瘙痒。
☐ 轻微腹痛。
☐ 咳嗽或流鼻涕。

轻度

☐ 全身瘙痒。
☐ 喉咙痛。
☐ 面部肿胀。
☐ 呕吐或腹泻。
☐ 脸色难看。
☐ 咳嗽。

中度

口服或吸入药物

服用口服药物。如果患者有咳嗽症状，可以采取吸入式给药。用药后，观察症状是否有所好转。如有加重，立刻呼叫救护车。

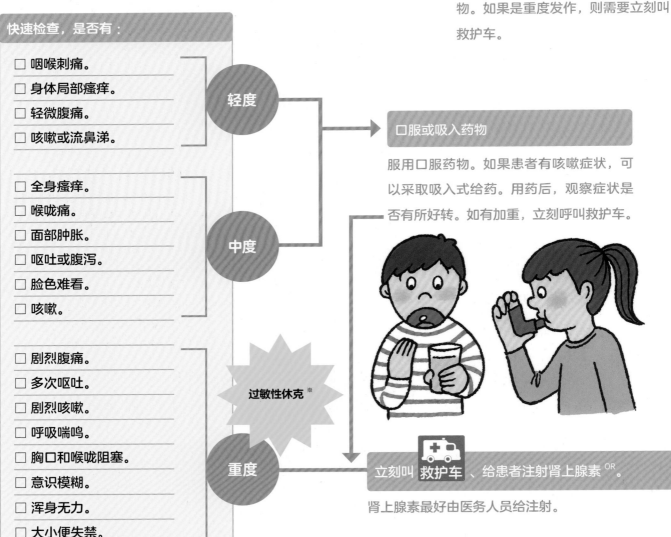

☐ 剧烈腹痛。
☐ 多次呕吐。
☐ 剧烈咳嗽。
☐ 呼吸喘鸣。
☐ 胸口和喉咙阻塞。
☐ 意识模糊。
☐ 浑身无力。
☐ 大小便失禁。
☐ 面色难看，嘴唇或指甲底部颜色青白。

过敏性休克※

重度

立刻叫 **救护车**、给患者注射肾上腺素 OR。

肾上腺素最好由医务人员给注射。

※ 过敏性休克，是指那些会引发过敏的物质进入人体后所导致的、可危及生命的过敏反应。

加工食品中如果含有一些容易引发过敏的成分，就必须要在包装袋上加以标明。

加工食品中即使混有可以引发过敏的食材，也难以从外观上分辨出来，所以很容易发生误食。有 7 种容易引发重症过敏反应的食材（下图中的前 7 种），加工食品中含有这些食材需要在包装袋上加以明确的标示。另有 20 种易致敏的食材（下图中的后 20 种），如果含有，也建议在包装袋上标出。

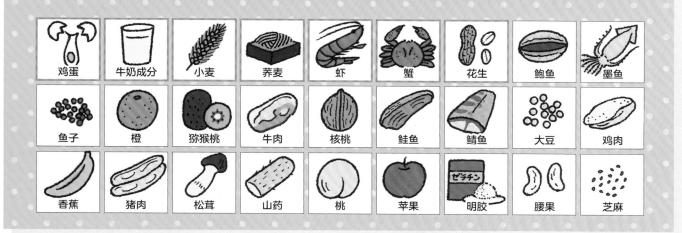

鸡蛋	牛奶成分	小麦	荞麦	虾	蟹	花生	鲍鱼	墨鱼
鱼子	橙	猕猴桃	牛肉	核桃	鲑鱼	鲭鱼	大豆	鸡肉
香蕉	猪肉	松茸	山药	桃	苹果	明胶	腰果	芝麻

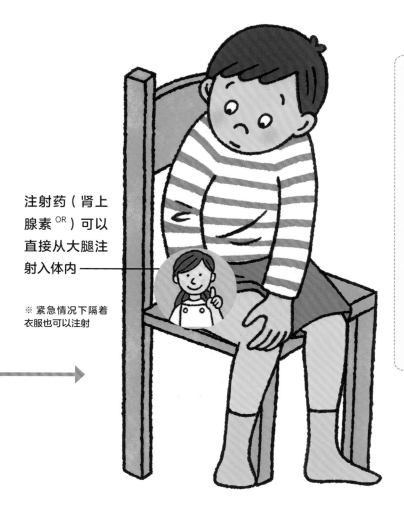

注射药（肾上腺素 OR）可以直接从大腿注射入体内——

※ 紧急情况下隔着衣服也可以注射

过敏反应的发生原理

作为引发过敏的元凶——过敏原物质，在进入人体之后，于人体内形成抗体。如果抗体的反应过度激烈，就会发生过敏症状。

① 过敏原侵入人体内。
② 生成引发过敏反应的 IgE 抗体。
③ 过敏原再度进入人体内。
④ IgE 抗体的生成持续积累。
⑤ IgE 导致体内细胞大量排放引发过敏的物质。

IgE 抗体

过敏症状　过敏原

IgE 抗体

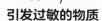

引发过敏的物质

被有毒生物蜇咬

如果症状较轻的话，可能只是疼一会儿就好了。但是如果感到突然间呼吸困难、心脏慌乱不适，就可能是引发了过敏性休克。

被蛇咬了！

立刻叫救护车。在被蛇咬伤的部位周边、比伤口更靠近心脏的部位轻轻捆缚，然后让伤者采取轻松舒适的姿势，使受伤处始终保持低于心脏高度的位置，静候救护车到来。

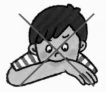

错！ 不要这样做！

切不可用嘴去吸出蛇毒！否则，如果口腔内有破损处，蛇毒就会借由破损处侵入人体内，十分危险！

用嘴吸出蛇毒！

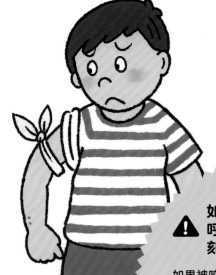

⚠ 如果受伤者的意识或是呼吸出现异样，需要立刻叫救护车！

如果被咬伤的人的反应意识或是呼吸状态不正常，请毫不犹豫地叫救护车！如果伤者以前也曾被毒蛇咬伤过的话，就更要加以警惕，因为这可能会引发非常严重的症状（如过敏性休克）。

被蜜蜂蜇了！

立刻远离蜂巢。

如果伤口里还有蜜蜂的毒针残留，可以轻轻将其取出。但若取出不便，就一定不要强取。用手指轻轻挤出蜂毒，用冷水冲洗 20 分钟以上。紧急处理过后，立刻去医院治疗。

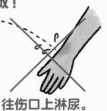

错！ 不要这样做！

有传言说人的尿液治蜂毒有效，但是从医学的角度来看这是不正确的做法。

往伤口上淋尿。

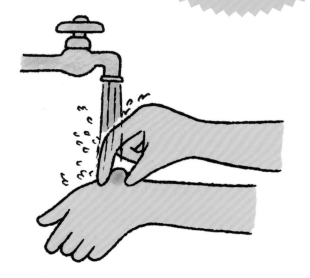

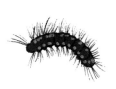

被蜈蚣蜇了!

从伤口处挤出虫毒，冷水冲洗 20 分钟以上，最好用肥皂水先清洗一下局部。

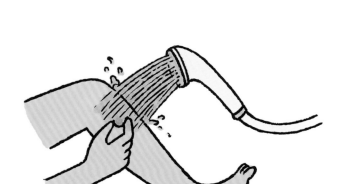

摸到了毒蛾的幼虫———毛毛虫!

毛毛虫的虫毛里有毒性。请将碰触了毛毛虫的地方用冷水冲洗 20 分钟以上，然后去医院治疗。因为带毒的虫毛也可能会附着在衣物上，所以要记得，受伤时所穿着的衣服得与其他衣物分开洗涤才行。

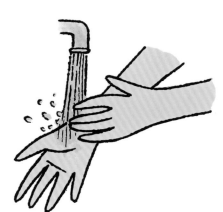

被水母蜇了!

被有触手的水母蜇伤了皮肤的话，如果皮肤上仍然有水母的身体碎片残留，就用镊子轻轻摘除，然后用大量海水冲洗。完成应急护理后去医院治疗。

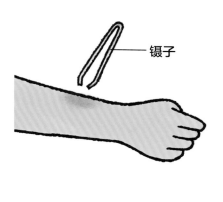

海水

镊子

触手

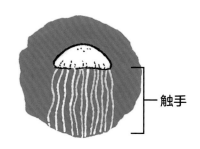

误食毒蘑菇!

首先要进行催吐，让中毒者呕吐出吃下去的东西。然后携带所食用的蘑菇，立刻叫救护车。不过，如果中毒者已经失去意识，就不要再强行催吐了，以免发生窒息。

有的蘑菇毒性极强，因此在等待救护车到来期间，要随时关注和确认中毒者的意识是否有反应和呼吸是否正常（必要时可实施心肺复苏术，内容详见本系列第 3 册）。

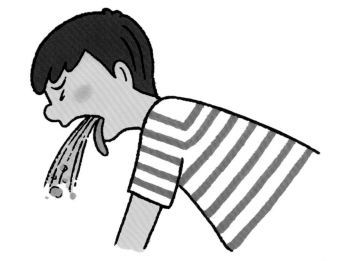

有人被噎住了 窒息

因食物等异物卡在咽喉部造成气道阻塞、无法呼吸的情况被称作窒息。这是我们日常生活里很容易发生的、极其危险的事故。

1 取出阻塞物。

★立刻叫大人来，跟大人一起进行以下操作。

首先尝试腹部冲击法。如果不见效的话，就拍打窒息者背部正中部位。持续进行到排出阻塞物。阻塞物成功排出后，要观察窒息者的呼吸是否正常。如果仍有异样，需要立刻叫救护车送医院抢救。

可以呼吸   无法呼吸

尝试喝水

如果喝水无法下咽

●腹部冲击法

从背后以双臂环围住窒息者，一手握拳，用另一只手抓住握拳这只手的手腕，置于窒息者肚脐上方的上腹部，然后向窒息者腹腔上方用力冲击。

如果没有效果的话

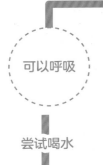

如果窒息者是婴儿的话，

请拍打婴儿背部。

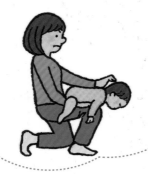

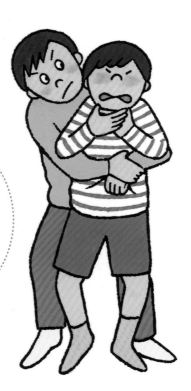

如果窒息者是孕妇，为了不要伤害到在她肚子里的小宝宝，我们需要采用拍打后背正中部位的方法来进行援救。

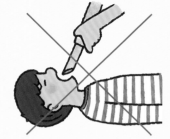
呼吸停止

2 实施心肺复苏术，并叫救护车。

救护车

实施心肺复苏术（胸外心脏按压）。详细做法请见本系列第 3 册介绍。

在进行心肺复苏按压处理的过程中，如果看到窒息者口中出现阻塞物，一定要及时清除。在救护车到来之前，需尽可能对窒息者持续不间断地施加胸外按压。

●拍击后背

用手掌根部大力拍击窒息者的后背正中间，需要重复多次。

所拍击的部位就在肩部骨骼突起、位于两肩胛骨中间的地方。

手掌根部

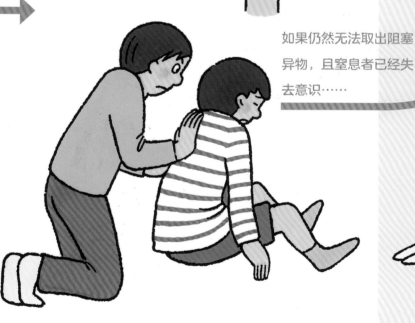

如果仍然无法取出阻塞异物，且窒息者已经失去意识……

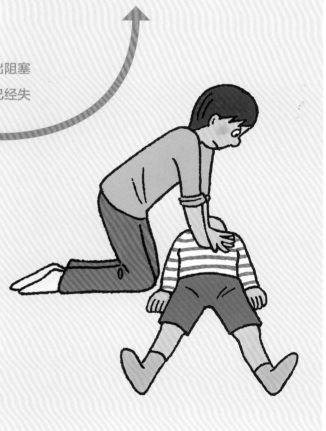

有人溺水了

如果发生了溺水，空气进入人体的通道——咽喉以下的气道被水灌入，人就会无法呼吸。

1 立刻叫救护车，通知大家一同协助救援。

如果发现有人溺水，须立刻呼叫救护车。
独自救援溺水者是很危险的，因此务必要叫大人来帮忙，互相协助，援救溺水者。

2 帮助溺水者升上水面。

将溺水者面部朝上，抬出水面。尽快将溺水者带到船上或陆地上。溺水者在落水时，很有可能会伤到了头颈部。如果担心溺水者头颈部已经受伤，可以先用厚板子衬在他的头颈部下面，然后再将他托扶出水面。

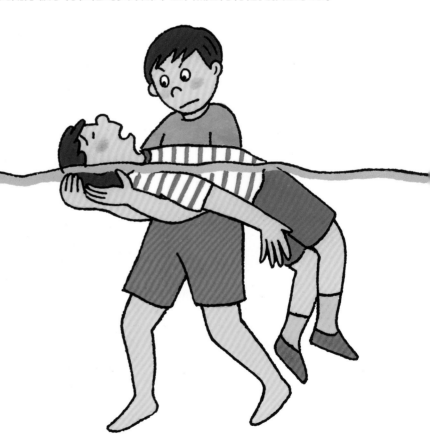

错！ 不要这样做！

催吐只能排出胃里的水，并不能排出气道的水，而进入气道的水会慢慢被身体自然吸收，因此不需要特意催吐以排水。

催吐排水。

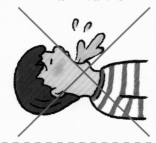

安全第一！救助他人前要保证自己的安全！

如果发现溺水者要立刻寻找大人求助，不可盲目施救。落水的人要尽可能冷静沉着，令自己能够保持面部朝上的漂浮状态，等待救助。

以下图示方法均建议由成年人实施。

向溺水者抛出救生圈。

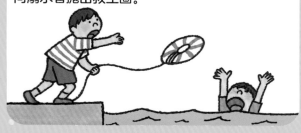

※ 如果没有救生圈的话，可以用空的大水瓶来代替。

伸手，或递出毛巾等物，让溺水者抓住。

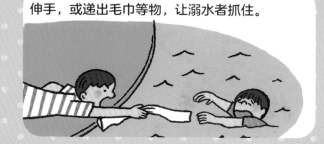

多人配合，彼此牢固抓握后，伸手施救。

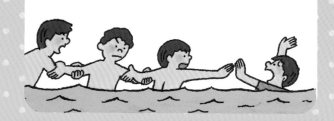

3 溺水者上岸后，如果失去意识，需要立刻实施人工呼吸配合心肺复苏术。

首先使溺水者气道开放，检查口腔咽喉是否有异物，然后抬起溺水者的下巴，捏住溺水者的鼻子。以口部密封、覆盖住溺水者的口部，向溺水者口内吹入气息。

人工呼吸进行 2 次之后，实施心肺复苏术（胸外心脏按压）。心肺复苏术的具体做法详见本系列第 3 册的介绍。

如果溺水者的头颈部有受伤的可能，做人工呼吸时就要注意不要去抬他的下巴。

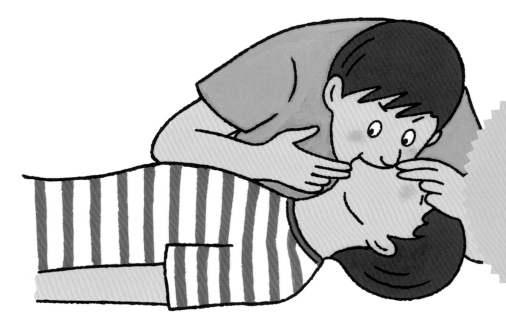

⚠ **必须优先确保实施人工呼吸。**

如果溺水者丧失意识，需要先做人工呼吸，然后再进行胸外按压。如果溺水者在施救过程中发生呕吐，要快速为他擦拭、清洁口腔，然后继续进行胸外按压。

青春期常见的

我们的身体与心理有着息息相关的密切联系。如果有烦恼、苦闷等心理问题的话，身体状态也常常会因此而变坏。反之亦然，当身体状态不好的时候，我们的心理情绪也常常会大受牵连。

青春期，是我们的身体从儿童向成年人大跨步地转变的时期。发育会带来身体上很多暂时的失衡与不适。但如果不适的状态毫无缘由地长期持续，就需要去医院进行诊治了。

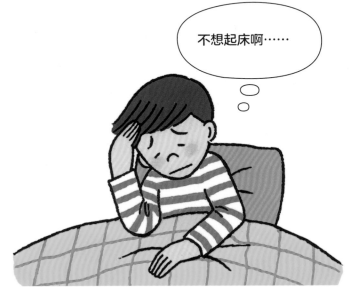

不想起床啊……

起立性调节障碍

这是一种在青春期常见的病症。当少年的神经系统成长速度落后于身体成长发育速度时，常常会发生这种病症。主要症状包括：站起时眼前发黑、眩晕；早上起床时身体不适；心绪低落或头晕头痛等等。因为主要的成因是心因，所以较难治疗。呈现出该类症状的朋友们要注意日常摄入充足的水分，白天不要懒散赖床，并及时去医院诊治。

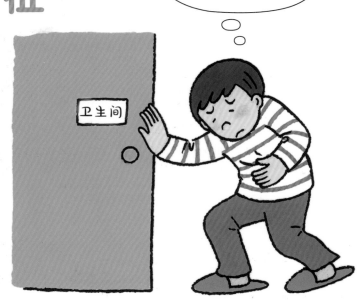

肚子痛啊……

过敏性肠道综合征

这种病症会导致患者持续感到腹痛、身体状态欠佳，反复陷入便秘或腹泻的痛苦之中。患者一旦感到压力、心理产生焦虑不安，就会引发肠道的痉挛、收缩，或令肠道变得对疼痛格外敏感。如果有的朋友在未患感冒的情况下持续发生肠胃功能不调的症状，请去医院看看究竟吧！

身体不适与心理问题

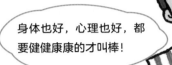

身体也好，心理也好，都要健健康康的才叫棒！

身体和心理，两手都要抓！

进食障碍症

进食障碍症，也以"神经性厌食症"和"神经性贪食症"的名字而广为人知。厌食症患者明明想吃，却无法进食；而贪食症患者却正相反，尽管已经不想吃了，却无法停止。

据说，除了减肥、节食之外，心理压力过大也可能成为引发进食障碍症的原因。

又吃多了……

吃不下啊……

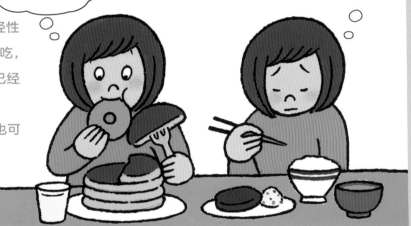

睡眠障碍

睡不着啊……

明明想睡，却睡不着；晚上好不容易睡着了，眨眼工夫就又醒来——这些情况被称作"失眠症"。而白天工作、夜晚休息的生活节律发生了彻底的混乱，这种情况被称作"昼夜节律性睡眠障碍"。这些都是由于生活作息不规律和压力过大等原因引起的。若要预防和解决这些问题，我们首先要建立良好的生活习惯，努力做到早睡早起。

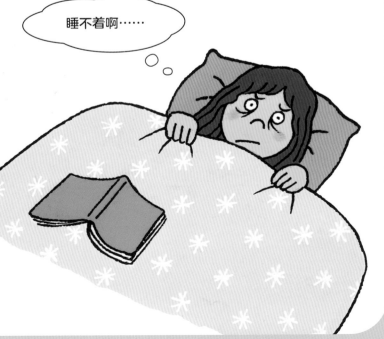

动得勤！

通过运动，我们既能锻炼肌肉，也能增强体力。充沛的体力不但能够让我们的身体生机勃勃，还能够增强我们对压力的耐受力；既能让我们的内脏更加活泼有力地工作，还能让我们的身体抵抗得住病菌的侵袭。这些护卫我们身体健康的能力被称为"抵抗力"。

运动，可以增强我们身体的抵抗力，在预防疾病方面可是功劳不小。

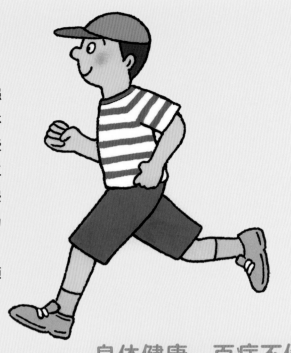

身体健康，百病不侵！

防患于未然，

睡得香！

人体中可以对抗病菌的细胞被称为免疫细胞。我们的身体会在夜晚熟睡期间大量制造免疫细胞，因此，如果长期睡眠不足，就会造成我们体内免疫细胞的减少。这样一来，我们的身体所能够抵抗的病菌数量就变少了，我们就会变得更加容易生病。

因此，保持夜间充足的睡眠是非常重要的。

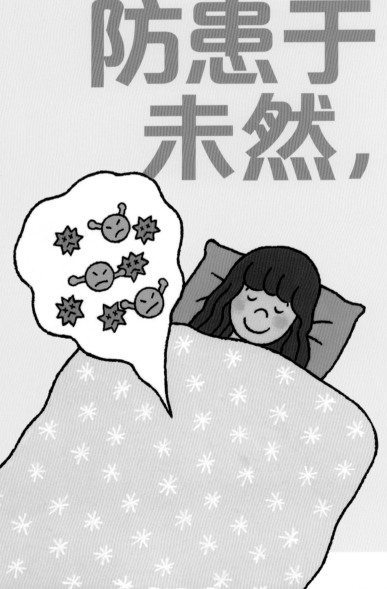

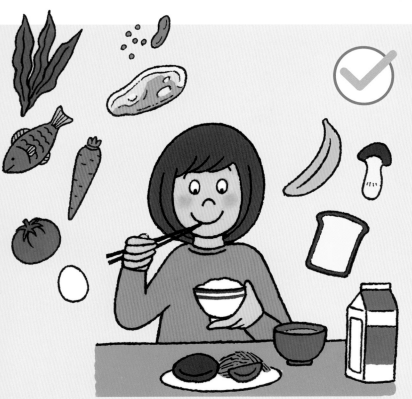

✓ 吃得全！

我们通过饮食所摄入的营养，无论是太多还是太少，都可能会造成疾病。为了防止在成年后遭受各种生活习惯病的折磨，我们要从小开始养成好习惯，重视饮食健康和营养平衡。我们要认真吃好一日三餐，增强体力，以便能够更好地防御各种疾病的感染。

你可以这样做！

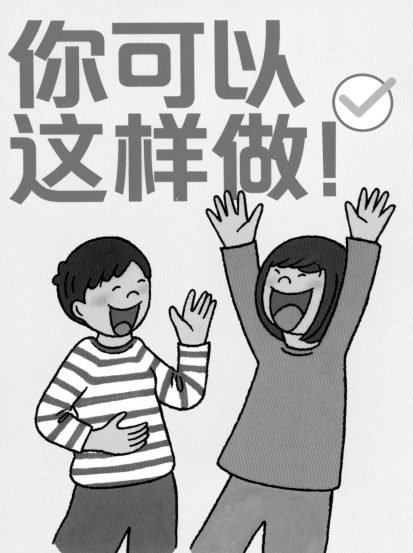

✓ 笑得欢！

如果有开心、喜悦的事，我们自然就会喜笑颜开。而据近来的研究表明，保有愉悦的心态，对于预防疾病也是大有裨益的！欢笑时，我们的大脑会局部兴奋起来，加倍激活各种能攻击病菌的体内细胞，让我们远离各种疾病的侵扰。因此，跟家人朋友愉快地度过每一天，也是预防疾病的灵丹妙药。

【A】
按摩 · · · · · · · · · · · · · · 18,19,33

【B】
白细胞 · · · · · · · · · · · · · · · · 7
鼻涕 · · · · · · · · · · 10,11,12,22,34
鼻子 · · · · · · · · · · · · · · · 22,41
便秘 · · · · · · · · · · · · · · 18,19,42
丙类传染病 · · · · · · · · · · · · · 25
病毒 · · · · · · · · · · · 6,13,24,25
病菌 · · · · 6,7,8,9,10,11,16,17,22,44,45
补充水分 · · · · · · · · · · · · 6,17,27

【C】
肠道 · · · · · · · · · · · · · 18,19,42

【D】
打哈欠 · · · · · · · · · · · · · · · 27
大便 · · · · · · · · · · · 17,18,19,24,25
大肠 · · · · · · · · · · · · · · · · 19
抵抗力 · · · · · · · · · · · · · · 7,44
癫痫 · · · · · · · · · · · · · · · · 29
毒 · · · · · · · · · · 6,13,16,24,25,36,37
毒蛾 · · · · · · · · · · · · · · · · 37
毒蘑菇 · · · · · · · · · · · · · · · 37

【E】
恶寒 · · · · · · · · · · · · · · · · 6
恶心 · · · · · · · · · · · 4,15,16,19,21
耳 · · · · · · · · · · · · · · 10,11,22

【F】
发热、发烧 · · · · 5,6,7,12,16,17,19,24,27
放松 · · · · · · · · · · · · · · 13,20
肺 · · · · · · · · · · · 9,24,29,33,37
蜂 · · · · · · · · · · · · · · · · · 35
腹部 · · · · · · · · · · · 15,17,18,33,38
腹痛 · · · · · 7,14,15,16,17,18,19,34,42
腹泻 · · · · · · · · · 15,17,24,25,34,42

【G】
感冒 · · · · · · 6,8,9,10,11,12,21,25,42
传染病 · · · · · · · · · · · · · 24,25
肛门 · · · · · · · · · · · · · · · · 19
高烧 · · · · · · · · · · · · · · · · 7,9
过度呼吸 · · · · · · · · · · · · · 30,31
过度换气症候群 · · · · · · · · · · 30,31
过敏 · · · · · · · · · 11,32,34,35,36,42
过敏的食材 · · · · · · · · · · · · · 35
过敏性肠道综合征 · · · · · · · · · · 42
过敏性休克 · · · · · · · · · · · · 34,36

【H】
汗 · · · · · · · · · · · · · · 6,7,26,27
喉咙 · · · · · · · · · · · 8,9,12,19,34
后背 · · · · · · · · · · · · · · · · 39

呼吸 · · · · · 4,5,9,12,23,24,25,28,29,30,
· · · · · 31,32,33,34,36,37,38,39,40,41
呼吸困难 · · · · · · · · · 9,12,30,31,33,36
花粉过敏症 · · · · · · · · · · · · · 11
浑身无力 · · · · · · · · · · · · · 7,34

【J】
甲类传染病 · · · · · · · · · · · · · 24
肩 · · · · · · · · · · · · · 12,13,21,39
减肥 · · · · · · · · · · · · · · · · 43
紧张性头痛 · · · · · · · · · · · · · 12
进食障碍 · · · · · · · · · · · · · · 43
颈部 · · · · · · · · · · · 12,13,21,40,41
痉挛 · · · · · · · · 7,12,27,28,29,30,42
倦怠 · · · · · · · · · · · · · · · 7,27

【K】
咳嗽 · · · · · · · · · · · · 8,9,11,34
空腹 · · · · · · · · · · · · · · · · 23
口服补液盐 · · · · · · · · · · 6,16,17,27
口罩 · · · · · · · · · · · · · 10,11,16

【L】
拉伸运动 · · · · · · · · · · · · · · 13
冷敷 · · · · · · · · · · · · · 12,22,27

【M】
麻痹 · · · · · · · · · · · · · · 30,31
毛毛虫 · · · · · · · · · · · · · · · 37
免疫力 · · · · · · · · · · · · · · · 6
免疫细胞 · · · · · · · · · · · · · · 44

【N】
脑 · · · · · · · 7,9,13,24,27,29,30,31,45
脑梗塞 · · · · · · · · · · · · · · · 13
脑炎 · · · · · · · · · · · · · · 13,24
溺水 · · · · · · · · · · · · · · 40,41

【O】
呕吐 · · · · · 4,7,12,15,16,17,19,21,23,
· · · · · · · · · · · · · 27,34,37,41

【P】
喷嚏 · · · · · · · · · · · · · · 10,11

【Q】
起立性调节障碍 · · · · · · · · · · · 42
气管 · · · · · · · · · · · 8,9,11,29,32

【R】
热敷 · · · · · · · · · · · · 13,15,17,20
人工呼吸 · · · · · · · · · · · · · · 41

【S】
肾上腺素 · · · · · · · · · · · · 34,35
生活习惯病 · · · · · · · · · · · · · 45
失眠症 · · · · · · · · · · · · · · · 43
食道 · · · · · · · · · · · · · · · · 19
手帕 · · · · · · · · · · · · · 10,11,29

双脚发软 · · · · · · · · · · · · · · 27
水母 · · · · · · · · · · · · · · · · 37
睡眠不足 · · · · · · · · · · · · 23,44
睡眠障碍 · · · · · · · · · · · · · · 43

【T】
贪食症 · · · · · · · · · · · · · · · 43
痰 · · · · · · · · · · · · · 8,9,24,33
疼痛 · · · · 4,5,8,9,12,13,15,21,22,42
头部 · · · · · · · · · · · · · · 11,12
头痛 · · · · · · 7,12,13,15,16,21,27,42
头晕 · · · · · · · · · · · 21,26,27,42
头晕脑涨 · · · · · · · · · · · · 26,27
退烧药 · · · · · · · · · · · · · · · 7
脱水 · · · · · · · · · · · · 6,16,17,27

【W】
胃 · · · · · · · · · · · · · 14,19,40,42
蜈蚣 · · · · · · · · · · · · · · · · 37

【X】
细胞 · · · · · · · 7,11,18,19,35,44,45
心肺复苏 · · · · · · · · 5,29,33,37,39,41
小肠 · · · · · · · · · · · · · · · · 19
哮喘发作 · · · · · · · · · · · · 32,33
胸口 · · · · · · · · · · · · · · 15,34
胸外按压 · · · · · · · · · · · · 39,41
休息 · · · · · · · · · · 13,14,16,23,26,43

【Y】
压力 · · · · · · · · · · 14,31,42,43,44
眼部疲劳 · · · · · · · · · · · · 20,21
眼睛 · · · · · · · · · · · · · · 20,21
厌食症 · · · · · · · · · · · · · · · 43
腰带 · · · · · · · · · · · · · · 14,26
乙类传染病 · · · · · · · · · · · · · 24
意识 · · · · 4,7,12,16,17,26,27,28,29,33,
· · · · · · · · · · 34,36,37,39,41
用眼过度 · · · · · · · · · · · · · · 20
预防 · · · · · · · · · 16,23,24,43,44,45
晕 · · · · · · · · · · 16,21,23,26,27,42
晕动症 · · · · · · · · · · · · · · · 23

【Z】
支气管哮喘 · · · · · · · · · · · · · 32
窒息 · · · · · · · · · · 16,28,29,37,38,39
中耳炎 · · · · · · · · · · · · · 10,22
中暑 · · · · · · · · · · · · · · 26,27
蛛网膜下腔出血 · · · · · · · · · · · 13

图书在版编目(CIP)数据

小学生应急小百科. ②, 如果生病了怎么办 / (日)
冈田忠雄, (日) 山田玲子主编；日本WILL儿童知育研究
所编著；线培雁译. — 广州：新世纪出版社, 2022.10
（2023.7重印）
ISBN 978-7-5583-3014-8

Ⅰ. ①小… Ⅱ. ①冈… ②山… ③日… ④线… Ⅲ.
①急救 – 少儿读物②安全教育 – 少儿读物 Ⅳ.
①R459.7-49②X956-49

中国版本图书馆CIP数据核字(2022)第041115号

广东省版权局著作权合同登记号 图 字：19-2022-032号

小学生应急小百科. ②, 如果生病了怎么办
XIAOXUESHENG YINGJI XIAO BAIKE. ②, RUGUO SHENGBING LE ZENME BAN
[日] 冈田忠雄, [日] 山田玲子 主编
日本WILL儿童知育研究所 编著
线培雁 译

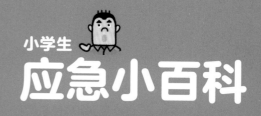

小学生
应急小百科

③ 遇到紧急情况怎么办

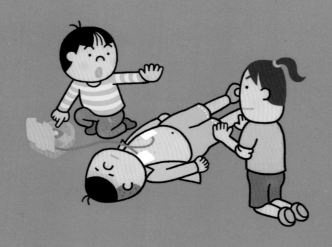

[日] 清水直树 主编

日本 WILL 儿童知育研究所 编著

线培雁 译

SPM
南方传媒 | 新世纪出版社
·广州·

目录

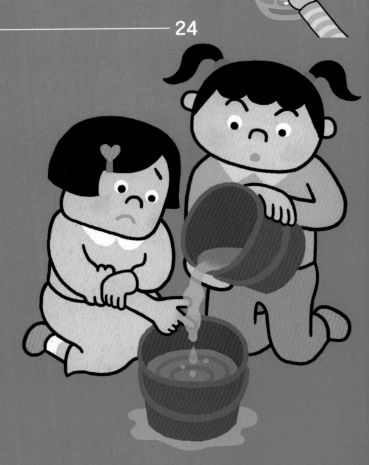

意想不到的校园事故 ————————————— 4

遇到紧急情况怎么办

实施心肺复苏术 ——————————————————— 6

犹豫不决时，请实施胸外按压 ————————— 8

挽救生命时，我们需要： 两呼＆两按 ————— 9

心肺复苏：赶快实施胸外按压 ————————— 10

一、确认现场是否安全，呼唤昏迷者，确认他是否还有意识 — 10

二、叫来能帮忙的人，请他们拨打 120 叫救护车、取来 AED — 11

三、确认患者是否还有呼吸 ——————————— 12

四、胸外按压的做法 ——————————————— 14

五、如果知道做法，请给患者实施人工呼吸 ——— 16

六、怎样使用 AED ———————————————— 18

为患者安排合适的躺卧姿势 —————————— 24

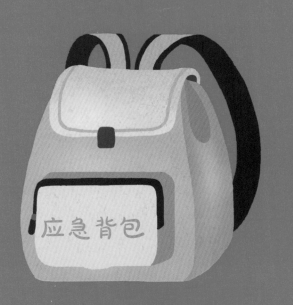

应急背包

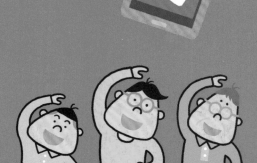

突发的灾难性事故 —————— 26

遇到灾害情况怎么办

面对天灾，有备无患①　心理准备 —— 28
面对天灾，有备无患②　物资准备 —— 30
怎样处理切割伤 —————————— 32
怎样处理刺伤 ——————————— 34
怎样处理腕部骨折 ———————— 35
怎样处理扭挫伤 ————————— 36
怎样处理烧烫伤 ————————— 37
怎样搬动伤病人员 ———————— 38

调整身心 ————————————— 40
灾害发生后的常见病 ——————— 42
什么是救灾专用的"救治优先级"—— 44

索引 —————————————— 46

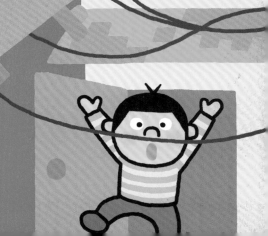

意想不到的 校园事故

学校是个安全的地方，但是偶尔也会发生意想不到的事故，使我们的生命受到威胁。那么，让我们来看看在现实生活中，校园里有可能会发生哪些事故呢？

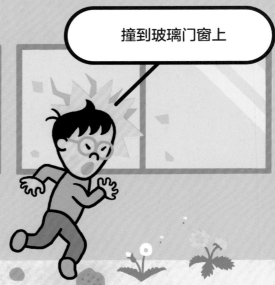

撞到玻璃门窗上

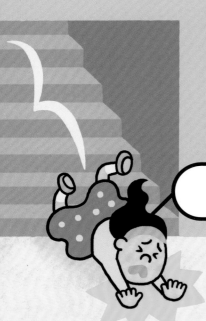

从楼梯上跌倒、滚落

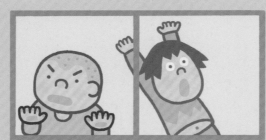

误食了会引发过敏的食物

进食午餐时噎住了

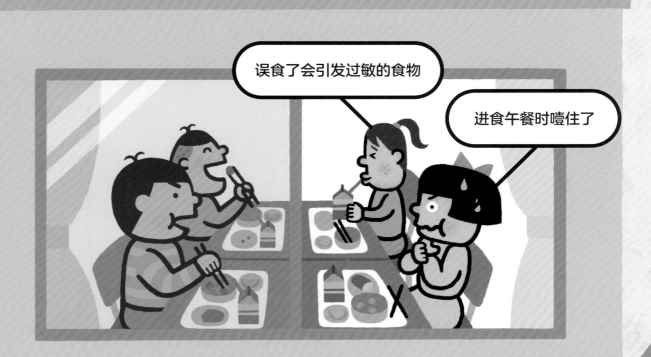

4

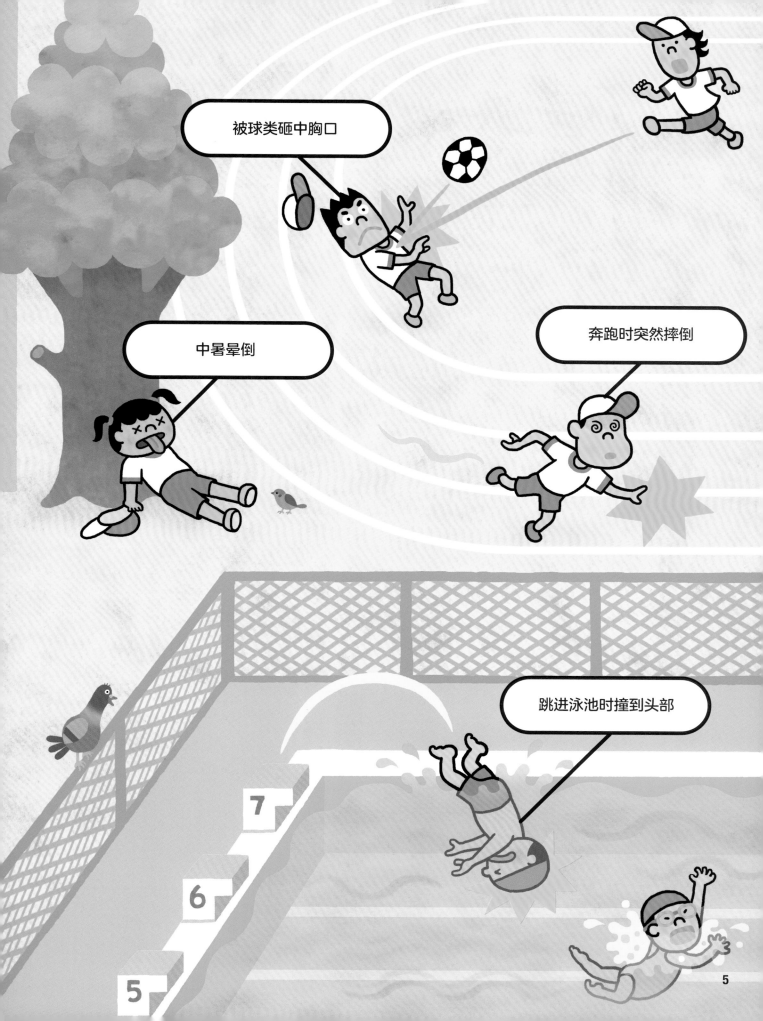

实施**心肺复苏术**

当一个人的生命处于危险，身边的人可以通过为他实施心肺复苏术来进行挽救。

通过胸外按压，使心脏和肺保持活动，持续为大脑和身体输送氧分，这可以提高患者获救的可能性。

心肺复苏术都是出于挽救生命的愿望而实施的，危急时刻，每一个学过急救技术的人都可以实施操作。

主要流程

确认患者的状态

立刻！ 开始实施胸外心脏按压！

1 患者所在的位置**安全**吗？
患者还有**意识**吗？

快来帮忙啊！

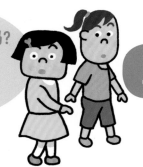

3 有呼吸吗？
呼吸状态正常吗？

！

用力，快速，不间断

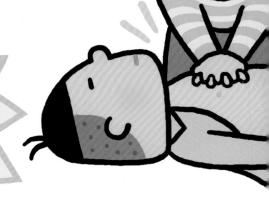

2 快叫救护车！

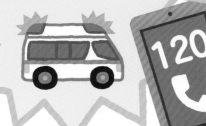

120

快去拿 AED
（自动体外除颤器）

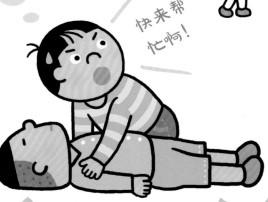

心肺复苏术:越早开始实施，救治效果越好。

如果心脏停跳、肺部停止工作，人很快就会死亡。在心肺停止工作2分钟以内就被施以心肺复苏的患者有50%以上都能够获救。相反，没有被施以任何急救措施、只是被动等待救护车到来的患者，则只有很小的概率能够被救治回来。如果有人危在旦夕，那么不要犹豫，请立刻为他实施心肺复苏术。

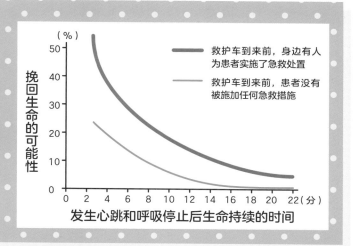

挽回生命的可能性 (%)

救护车到来前，身边有人为患者实施了急救处置

救护车到来前，患者没有被施加任何急救措施

发生心跳和呼吸停止后生命持续的时间 (分)

---

6 使用 AED！

4 胸外心脏按压。

1 首先接通电源

2 按照语音提示做好准备工作

贴电极片。

判断是否需要实施电击

AED 会自动进行判断。

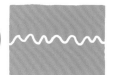

3 离开患者

4 按下按钮

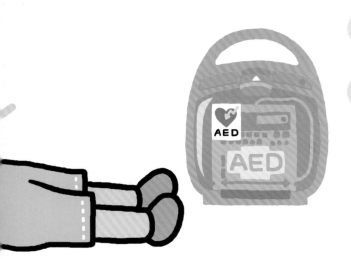

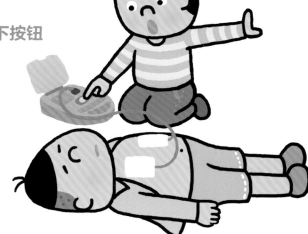

5 为患者做人工呼吸。

根据 AED 提示持续进行心肺复苏，直至救护车赶到，或是患者恢复反应。

犹豫不决时，请实施**胸外按压**

对普通人来说，判断患者是否陷入了生命危险的确是件很困难的事情。但即便如此，我们也能够分辨哪些情况是不符合正常状态的。当你感到异常又拿不定主意的时候，鼓起勇气，立刻为患者进行胸外按压。

要是造成混乱该怎么办？

要是我做错了，情况反而更糟糕了怎么办？

要是搞砸了会不会被骂？

我不知道怎么做呀……

为了挽救生命，请立刻行动吧！

如果眼前有人昏迷倒下，并有心脏骤停（心脏停跳）的迹象，我们就要立刻对他进行急救，争取挽回生命。胸外心脏按压、AED 等应急处理方法都是只要做了就一定不会有错的。如果患者的情况并没有严重到需要被施加以胸外按压，那么他会做出抗拒的动作和表现。而 AED 则可以自动做出分析，判断患者的病情是否需要进行电击。因此，如果你遇到了这样的危急场景，希望你能鼓起勇气、配合身边的人，同心协力，立刻着手急救。

不要让悲剧重演。

日本埼玉市的六年级小学生桐田明日香在进行接力赛跑的练习后突然倒下，陷入昏迷。次日，她便离开了这个世界。在她倒下之后，等待救护车到来的时间里，在场的人们看到她尚有脉搏和呼吸，就没有对她进行急救处理。悲剧发生后，为了不再让悲剧重演，人们建立了"明日香模型"广为传播，即："即便无法判断患者是否已经发生了心肺功能停止运作，也要尽快对他实施心肺复苏"。

挽救生命时，我们需要：
两呼 & 两按

如果有人突然在你面前倒下、陷入昏迷，无论是谁都会感到慌乱。

可是如果你只顾着不知所措，那么原本或许能够挽救回来的生命也可能就此无力回天。

在这种时候，请记住要领——"两呼 & 两按"。

呼，是呼叫的意思，也就是英语的 call。按，是按压的意思，也就是英语的 push。

CPP，能够成为提醒你危机之中该如何行动的口诀。

1 Call 呼

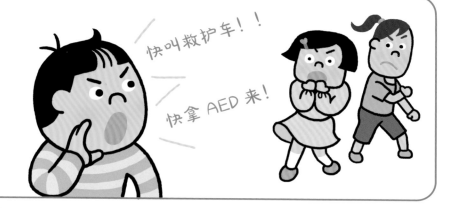

● 呼叫更多的人来帮忙，请人帮忙拿来 AED。

● 呼叫救护车。

快叫救护车！！

快拿 AED 来！

2 Push 按

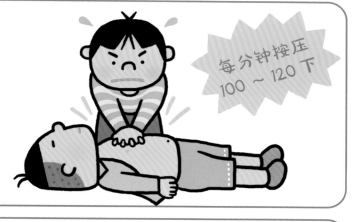

● 实施胸外按压。

每分钟按压 100 ～ 120 下

3 Push 按

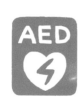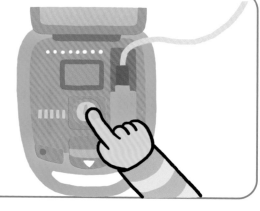

AED

● 按下 AED 的电源开关。

心肺复苏：赶快实施胸外按压

如果你身边有人倒下、昏迷，切记：无论如何都要尽早为他实施胸外按压！

鼓足勇气，开始行动！
重中之重，就是赶快开始实施胸外按压！

步骤一到三相当于实施胸外按压的准备工作，需要快速执行！

一、 确认现场是否安全，呼唤昏迷者，确认他是否还有意识

要先确认现场是否安全，然后再开始实施救助。先把昏迷者转移到安全的地方，再去进行确认是否还有意识等的步骤。

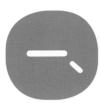

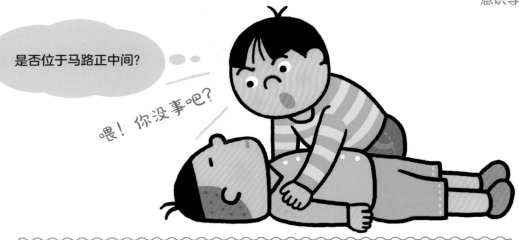

是否位于马路正中间？

喂！你没事吧？

- 有些不对劲
- 没有反应
- 跟正常状态不一样
- 看不懂是什么状况

所处环境安全吗？ 可以从以下几点来做排查！

☐ 是否有车辆通过的危险。

☐ 是否靠近火灾、火源。

☐ 身边的建筑物是否有损坏，是否有倒塌或坠物的危险。

☐ 暴力伤人者是否还在近旁。

☐ 如果是有人坠下地铁轨道，是否可能在第一时间按下"紧急停车"按钮。

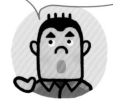

一边轻拍昏迷者的肩膀，一边呼唤他。

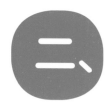

二、

叫来能帮忙的人，
请他们拨打 120 叫救护车、取来 AED

请大声呼救，让身边的人迅速前来协助！

帮手到来后，指定由谁来帮忙呼叫救护车、由谁去拿取 AED。

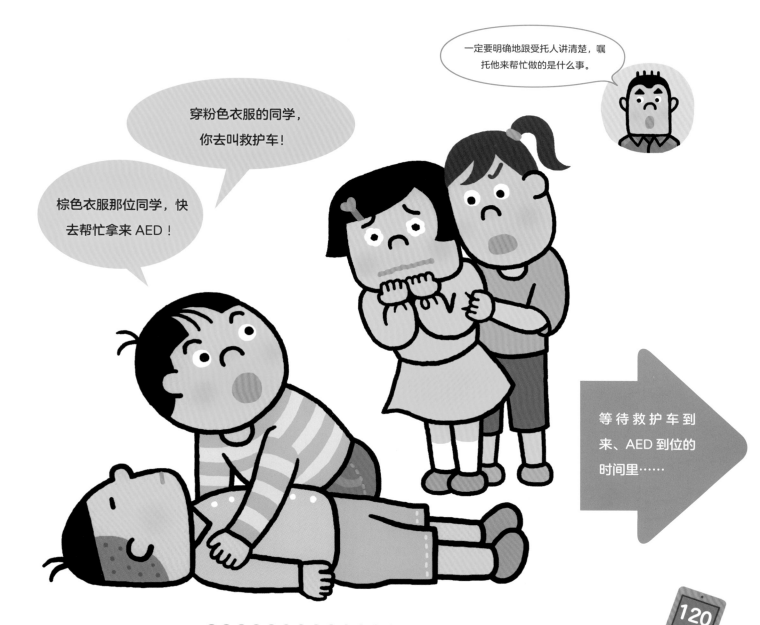

一定要明确地跟受托人讲清楚，嘱托他来帮忙做的是什么事。

穿粉色衣服的同学，你去叫救护车！

棕色衣服那位同学，快去帮忙拿来 AED！

等待救护车到来、AED 到位的时间里……

要把你知道的情况都讲清楚。

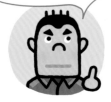

叫救护车时需要传达清楚的事：

☐ 请派救护车来！

☐ 此处的地址、所在建筑物的名称，以及近旁的标志性景物。

☐ 描述事故的情况和昏迷者的状态（什么时候、在哪里、谁、为什么、怎么了）。

☐ 联系人员的姓名和电话号码。

将必要信息传达完毕后，要遵从电话中医务人员的指示行事。

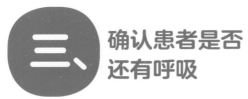

确认患者是否还有呼吸

第一时间确认患者是否还有呼吸，呼吸状态与正常情况下相比是否有什么异样。

目标：在发现患者后的10秒钟内完成这个步骤。

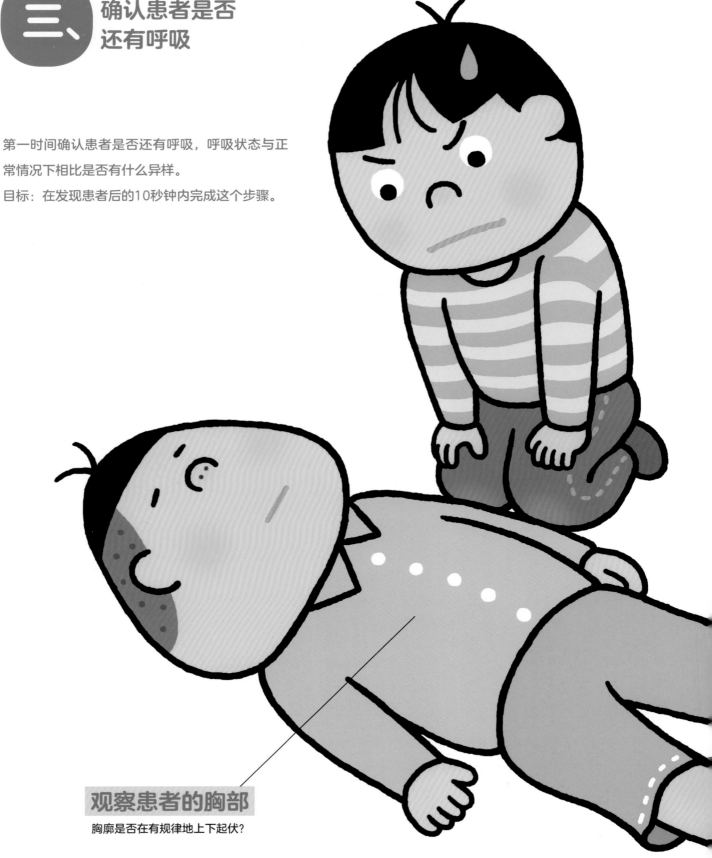

观察患者的胸部

胸廓是否在有规律地上下起伏?

什么样的呼吸是不正常的呼吸？千万不要认错！

处在生命垂危之际的人，他的呼吸和正常状态下的呼吸是有很大区别的。如果不懂得分辨这其中的区别，就可能会因误以为没什么大问题而耽误了对患者的及时救治。

不论如何，只要看到的呼吸与日常相比不大对劲，就请不要犹豫！立刻实施胸外按压！

什么样的呼吸是不正常的？

好像在缓慢地打嗝。

看起来好像是在呼吸，但时断时续。

呼吸深一下，浅一下，或者停止。

下巴在动，而胸廓毫无起伏。

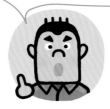

即使对还有呼吸的昏迷者进行了胸外按压，也不会有什么坏处的。
立即明确昏迷者是否还有呼吸。如果无法迅速判断，就不管如何，立刻开始胸外按压。

如果昏迷者——
呼吸停止
状态不好判断
说不出哪儿不对、样子怪怪的……

如果昏迷者呼吸正常，请让他以复苏体位躺卧。

如果昏迷者尽管呼吸正常但是却失去了知觉，那么就需要让他以复苏体位躺卧。复苏体位是能够让人轻松呼吸的姿势（如下图）。在救护车到来之前，我们都要守在昏迷者身边，观察他是否有什么异样。

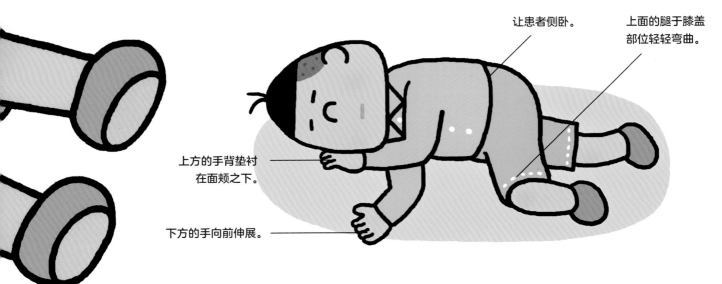

让患者侧卧。

上面的腿于膝盖部位轻轻弯曲。

上方的手背垫衬在面颊之下。

下方的手向前伸展。

四、胸外按压的做法

胸外按压就是经由体外按压实现心脏的泵动，以输送血液，使氧分可以送达患者全身。

1 双手交叠。

两手一上一下地叠放在一起。实施按压时，用力的部位主要是手掌根部。

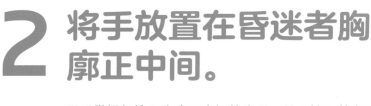

2 将手放置在昏迷者胸廓正中间。

用手掌根部按压胸廓正中间的胸骨。最开始隔着衣服操作也可以，但一定要找准按压部位，就是胸部左右两侧正中间的那块平坦而坚硬的骨头。

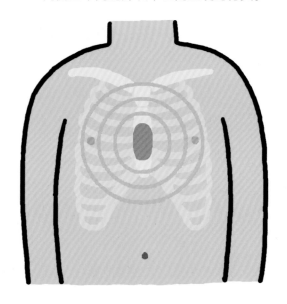

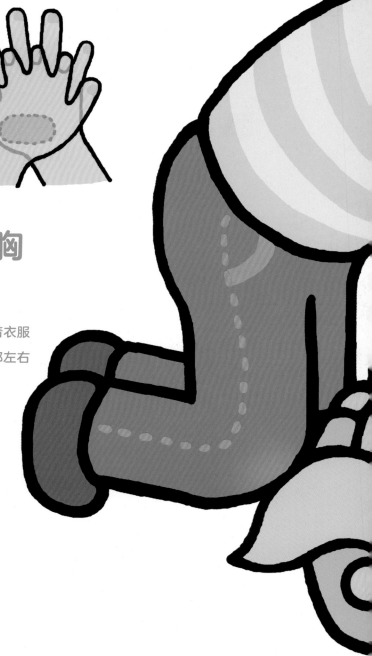

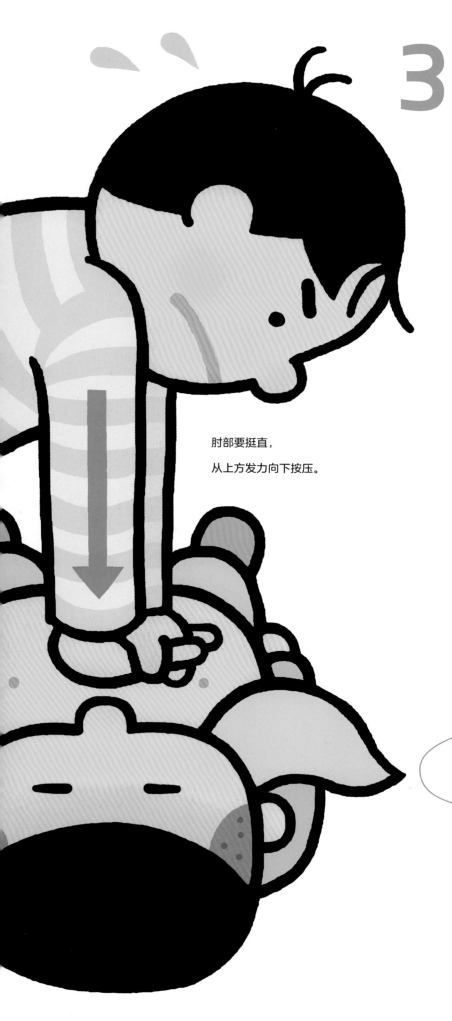

3 用力按压，保持节奏！

如果昏迷者为儿童，须按压下相当于胸部厚度约三分之一的深度。如果是成年人，压下约5厘米深。以每分钟按压100～120次的频率，保持节奏，持续按压！

肘部要挺直，
从上方发力向下按压。

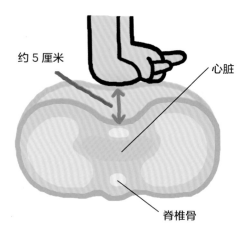

约5厘米
心脏
脊椎骨

⚠ **尽快实施！**
替代心脏的自主泵动，将血液输送到全身是至关重要的。所以一定要尽早开始实施胸外按压。

重要的是：力气够大、压下够深、节奏够快，不间断地持续进行！

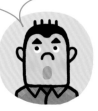

怎样才算是力量足以到达心脏的胸外按压呢?

无论多么迅速地着手实施了胸外按压,如果其效果并不能带起心脏的泵动,那么也是没有意义的。因此我们需要记牢以下操作要点:

 用手掌根部发力,大力按压

胸骨是位于胸部正中间的那块平坦的骨头。双手充分用力,按压力度要大到能够陷下 5 厘米左右。这样,通过手掌根部的按压,就能够带动心脏的泵动。

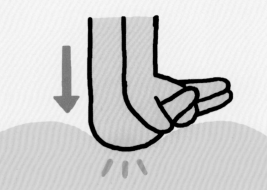

 1 分钟 100 次

每分钟的按压次数要达到 100 ~ 120 次,即平均 1 秒钟 2 次左右。按压时要注意尽量保持均匀的节奏。

 五、 # 如果知道做法,请给患者实施人工呼吸

人工呼吸是一种重要的救命措施,能够将氧分输送到昏迷者的大脑和周身。这种急救措施对溺水者和昏迷的患者来说格外重要。

但是如果伤病者刚刚发生昏迷,只进行胸外按压有时也会有效。

所以,我们第一重要的是对昏迷者实施胸外按压,如果能够做到的话,还应当辅以人工呼吸。

胸外按压和人工呼吸双管齐下!
胸外按压 30 次
人工呼吸 2 次
交替进行!

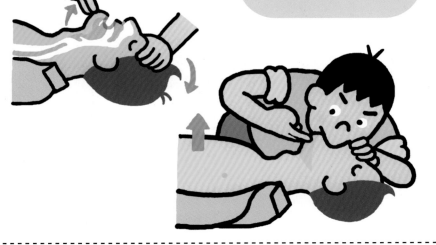

要有一种带着心脏之泵跳动的感觉。

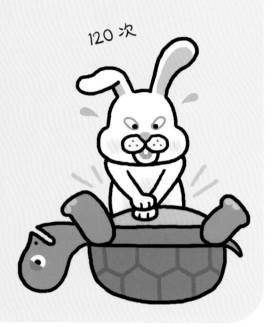

120 次

AED 送到!

✓ 不要停止!

我们必须帮助患者的心脏持续泵出血液,将氧分输送到他的全身。此事至关重要,因此如果你按压得太累了需要休息的时候,一定要让人迅速接替你继续进行按压!

换我来!

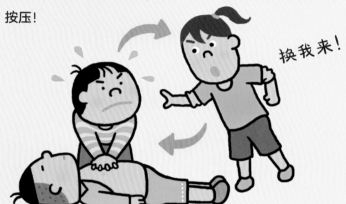

如何对未满 1 周岁的婴儿实施心肺复苏术?

即便是对于婴儿,强力且高速的胸外按压也是至关重要的。

① 胸外按压

对婴儿应采取与成人同样的速度和频率进行胸外按压,但应适当减小力度。

按压部位

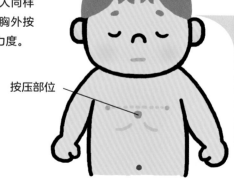

② 为婴儿做人工呼吸时,也可以用嘴巴将其口鼻同时覆盖住。

大大地张开嘴巴,封住婴儿口部和鼻部,然后吹气。

使用两根手指进行按压。

对婴儿要采用两根手指来进行胸外按压。下陷深度以达到其胸廓厚度的三分之一为宜。

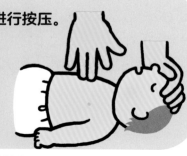

17

怎样使用 AED

让我们来看看 AED 的操作方法。

AED 有各种各样的机型，但都设计得十分易于操作，每个人都可以很轻易地上手使用。

1 接通电源。

以下为 AED 机型简图，机型不同，各部位会有些许差别，下图供参考。

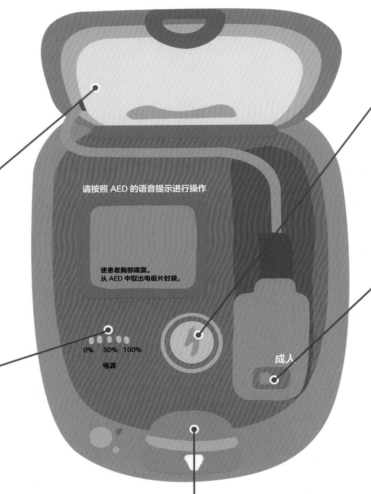

请按照 AED 的语音提示进行操作

使患者胸部裸露。
从 AED 中取出电极片封袋。

0% 50% 100%
电源

成人

电极片所在位置

将电极片贴到昏迷者身上，可以查看昏迷者的心跳状态，并向其传递电流。

工作状态显示面板

标示机器是否处于电量耗尽等特殊工作状态。

电击启动按钮

可对心脏部位实施电击。

成人·婴幼儿模式切换按钮

依据接受电击者是成年人或婴幼儿的不同，来调整电击强度。根据机型不同，有时不用按钮，而是用插钥解锁对应模式的方式来执行此功能。

电源连接处

推动滑盖，使滑盖打开，然后从这里连接电源。

使用时要注意：

为了令 AED 能够正常工作，我们需要注意以下几点：

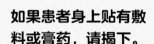

救助者也可以用自己的身体做隔墙，替上身裸露的患者加以遮挡。

如果患者身上佩戴有项链等饰物，摘掉。

金属能导电，可能会烧伤患者与饰物接触的身体部位。但是如果一时无法做到除下饰物，那么就暂且忽略。

如患者身上有水或沾湿的部位，擦干。

如果患者身体带水，电流就无法在人体内正常通行。要将贴电极片的部位及其周边身体上的水擦干。

如果患者胸毛浓密，必要时请剃除。

如果电极片与人体贴合不够紧密的话，就无法有效地传导电流。因此要用力粘贴，让电极片与患者皮肤紧密贴合。如果手边有剃刀的话，可以先将胸部的汗毛剃掉。

如果患者身上穿着衣物，剪开。

要为昏迷者脱掉上身的衣服是很浪费时间的。因此不妨用剪刀将其衣物剪开。有的 AED 设备会自带配套的剪刀。

如果患者身上贴有敷料或膏药，请揭下。

如果患者身上贴有膏药或敷料，会对粘贴电极片形成干扰。因此要将其揭下。

如果患者体内植入了心脏起搏器，避开。

如果患者体内装有心脏起搏器，只要观察一下其胸部皮肤状态就很容易发现。粘贴电极片时要注意避开埋置起搏器的部位。

如果患者为女性，保留她上身所穿着的文胸也无妨。

如果对粘贴电极片不会形成干扰，则不必非得脱掉所有贴身衣物。

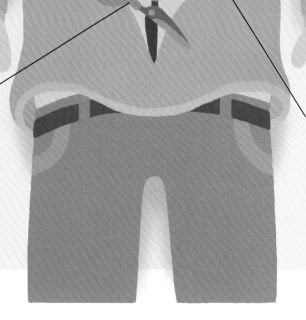

2 粘贴电极片。

将 AED 与人体通过电极片连接到一起。

请注意，务必要保证做到电极片与患者的身体紧密贴合！

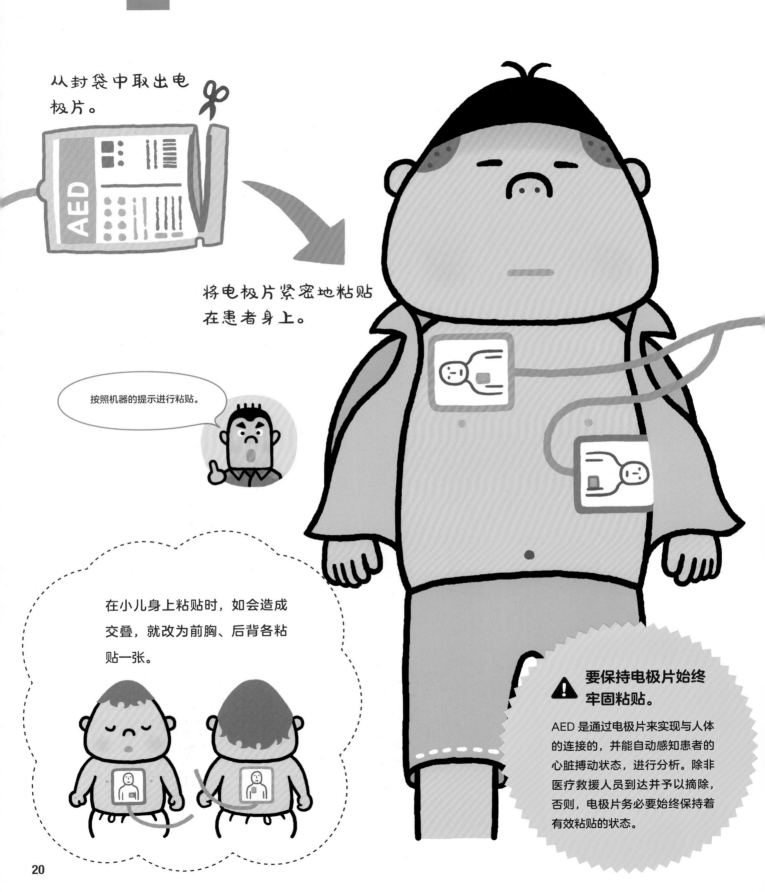

从封袋中取出电极片。

将电极片紧密地粘贴在患者身上。

按照机器的提示进行粘贴。

在小儿身上粘贴时，如会造成交叠，就改为前胸、后背各粘贴一张。

⚠️ 要保持电极片始终牢固粘贴。

AED 是通过电极片来实现与人体的连接的，并能自动感知患者的心脏搏动状态，进行分析。除非医疗救援人员到达并予以摘除，否则，电极片务必要始终保持着有效粘贴的状态。

3 生成心电图。

粘贴好电极片后，AED 会自动检查患者心脏的搏动状态，判断是否有实施电击的必要。

心脏搏动正常的时候

当心脏扑通扑通地以良好的节奏跳动时，心电图会显示出十分规律的波形。

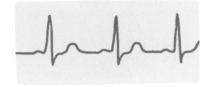

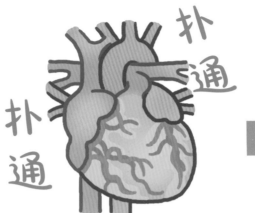

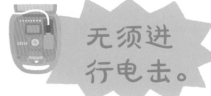

再次查看患者的呼吸和反应。

如果仍然没法弄清楚患者的状况，就立即开始做胸外按压。如果患者做出有反感或抗拒态度的动作就停下来，并继续对其状态保持关注。

心脏搏动异常的时候

心脏在颤动（心室纤维颤动）或脉搏速度过快（室性心动过速）的时候，心电图显示的波纹会根据心跳的具体状态发生变化。

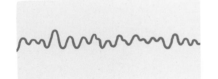

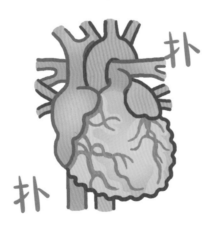

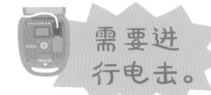

根据语音提示，准备对患者实施电击。

心脏搏动停止的时候

心脏无法正常跳动时。心电图会呈现出一条直线。

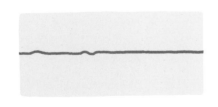

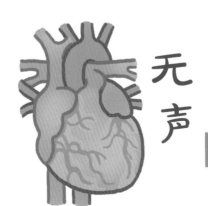

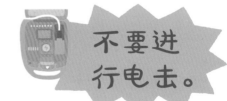

回到胸外按压的步骤重新开始。

可以对带着电极片的患者进行胸外按压。

切记：在医疗救护人员赶到之前，不要停止，持续执行！

4 进行电击时不可碰触患者。

一定要远离正在被实施电击的患者。如果碰触，你的身体也会导电，遭受触电感。

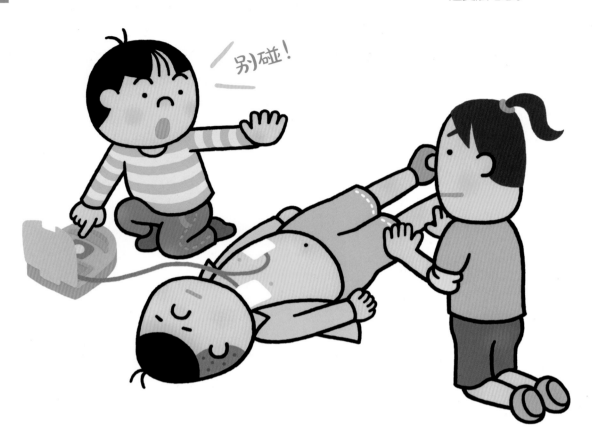

5 按动按钮。

按下"电击开始"按钮。
开始实施电击。

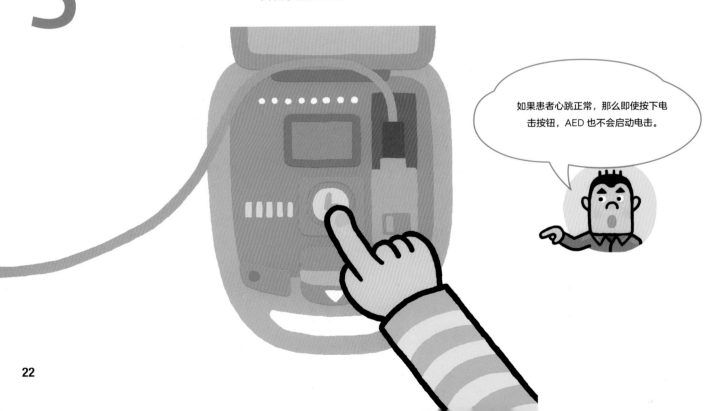

反复施加胸外按压和 AED 电击

使用 AED 进行电击之后要继续进行胸外按压，直到患者重新有意识或恢复正常心律。电击持续两分钟后，AED 会自动判断是否有必要追加时长，继续电击。在它为患者做心电图的时候，会有语音提示救护人员暂时停止进行胸外按压。我们可以利用这个时机来迅速替换进行胸外按压的人员。

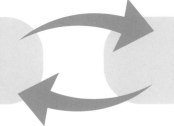

胸外按压
＋
人工呼吸   2 分钟

AED

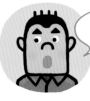

可以在 AED 的电极片上直接进行胸外按压。

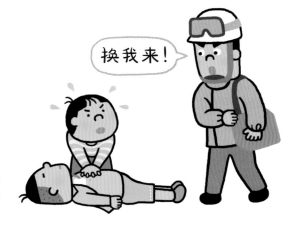

换我来！

 问 需要持续到什么时候才可以停止呢？

答1 直到医疗救援人员到达，给予停止的指示。

医疗救援人员赶到现场固然会令我们大大地松口气，但是也不要就立刻停下正在进行的胸外按压。要按照医务人员的指示，持续执行到可以停止的时候。

答2 患者开始出现反感抗拒或双目张开等状态，显示其已经恢复了反应意识。

患者如果恢复了意识，就会感到被按压得不舒服，表现出摆手等动作或厌恶的表情，有时候还会睁开眼睛，这时，胸外按压就可以停下了。

可是，患者也很可能不知什么时候会再度陷入昏迷。因此在等待医疗救援人员到来的期间，一定要始终保持贴好电极片。

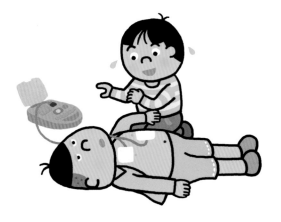

来接受一下紧急救护的培训吧！

消防队经常会组织紧急救护方法的培训。查一查你所在的地方是否也有这一类的培训，不妨去参加一下。

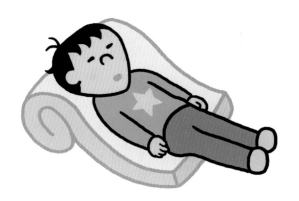

帮助患者减轻痛苦 为患者安排合适

如果受伤或生病的人并未丧失意识、陷入昏迷，但是感到疼痛和不适，我们可以尽量地帮助他们多少减轻一些痛苦。为了缓解伤病的疼痛，防止伤情或病情恶化，我们应当让患者处于静卧的状态。但是，如果患者感到不适，我们可以帮他们改换为能让他们觉得好受一些的躺卧姿势。

头部受伤

如果患者是头部受到了撞击，我们应该让他安静躺卧。如果受伤的人颈部并未受伤，我们可以将其头部略微垫高。而如果受伤的人颈部也有伤，那么就不要搬动他，而是支撑他以原本的姿势保持自然持续的静卧并留心观察，看他是否能对呼唤做出回应。

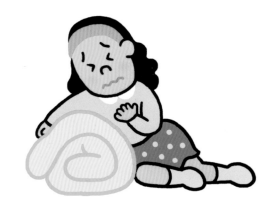

胸部受伤

为患者松解上身的衣物，让他仰卧。我们也可以将患者的上半身垫高，看是不是能令其感觉更轻松一些。

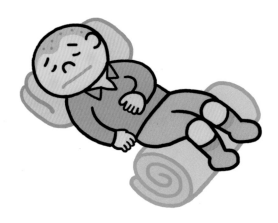

腹部受伤

为患者松解上身的衣物，令其安静仰卧。不妨在其膝盖下垫上枕头、靠垫或卷起来的毛毯，让他的身体保持弯曲，以便令其腹部更加放松。

的躺卧姿势

胸部疼痛

为患者松解衣物。或坐或躺，看其本人觉得怎么舒服而定。还可以给他一个抱枕搂抱在怀中。

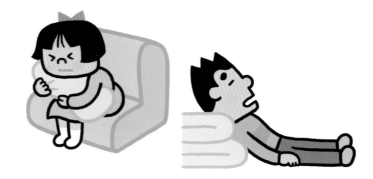

腹部疼痛

采用与腹部受伤时相同的姿势，但是头部可以不必刻意垫高。如果患者感到恶心想吐，要注意令其侧卧。

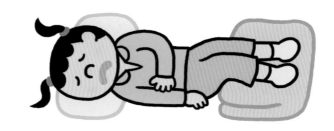

晕厥

用棉被或毛毯将其双脚垫高 15 ～ 30 厘米。即便晕厥者已经可以对呼唤做出反应，也不要让他立刻起坐，而是要保持躺卧，继续观察、静养。

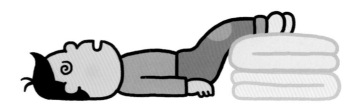

痉挛

令发生痉挛者侧卧。将其双臂弯起，一侧面颊枕在手腕上。当痉挛正在发作的时候，不要强行按住或约束发病者。

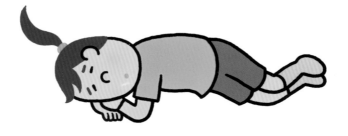

突发的灾难性事故

一旦有地震或海啸等灾难到来之时，我们便很难预测将会发生什么样的意外了。以下都是在灾难时期可能令人受伤的场景。

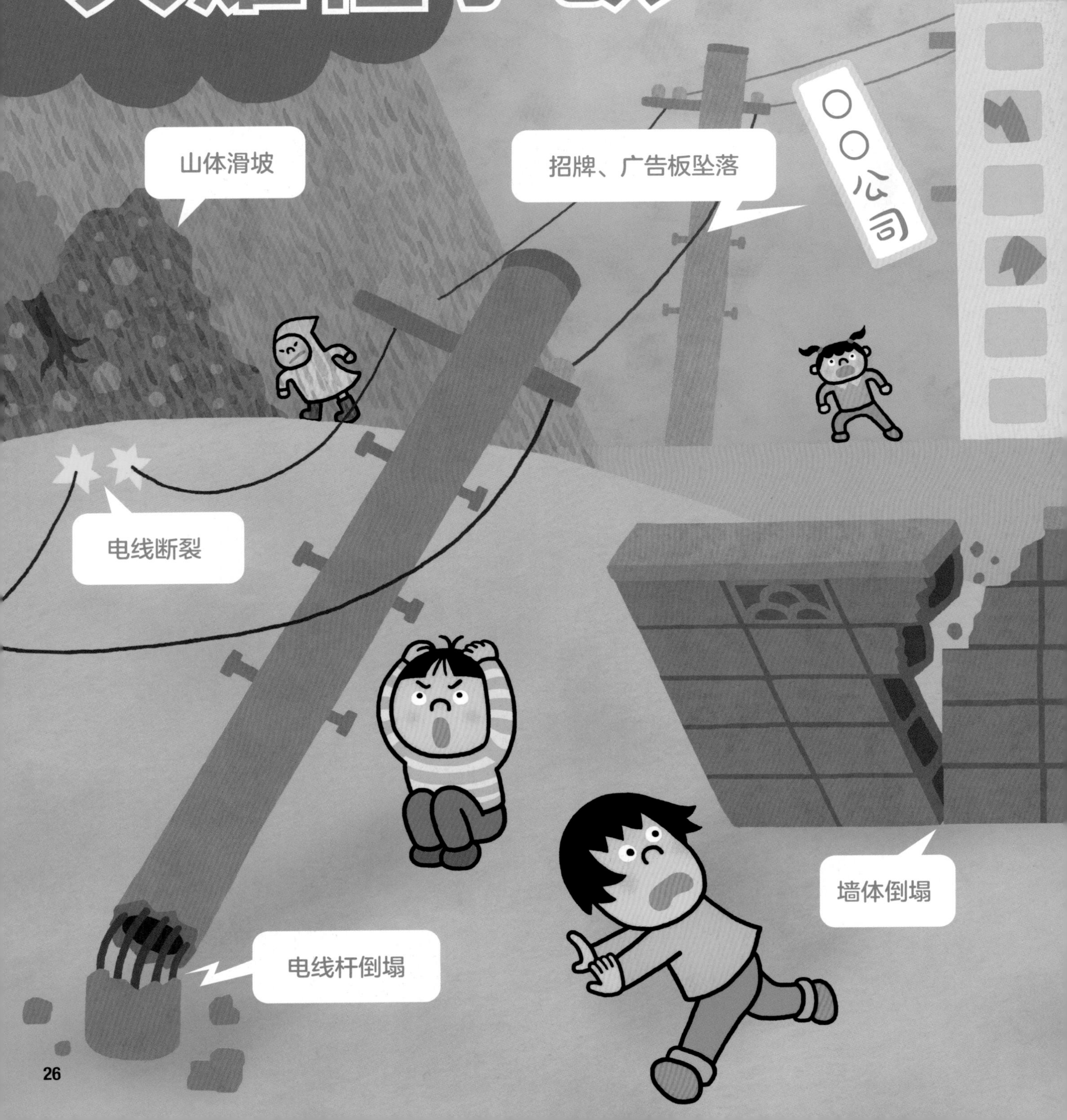

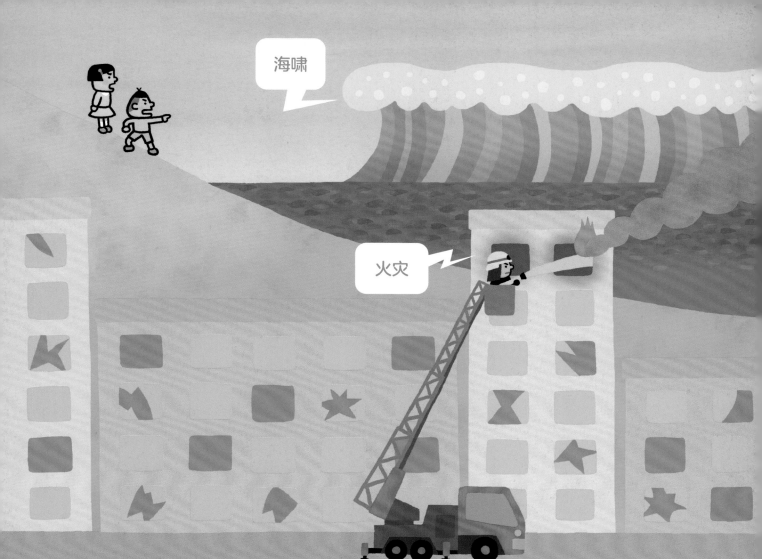
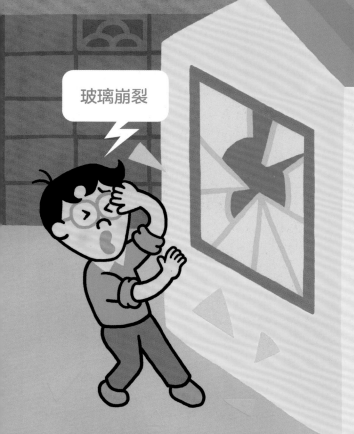
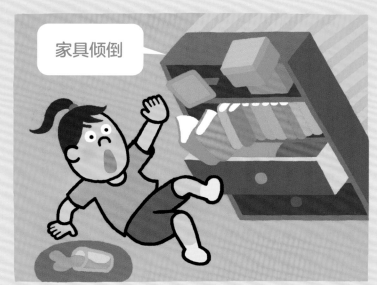

面对天灾，有备无患①
心理准备

当地震、海啸、火山爆发、台风、暴雨等灾害发生时，我们无法预知将会引发哪些意外的人身伤害。此外，自然灾害的发生往往都十分突然，也很难全面防范。因此我们需要居安思危，在平日里就做好灾难到来时的准备。

当灾害到来时，我们可以通过自己的努力去抵挡住一些能够被预防的意外伤害与疾病。我们可以在平日里就预想灾难中可能发生的情况，并对恰当的应对办法加以演练。

及时获取准确的信息

灾害发生时，会有各种各样的消息从四面八方传来，但是并非每个消息都是真实可信的，也有人会趁乱散播各种谣言。一定要注意甄别信息，不要误信谣传以至于做出了错误的决定！

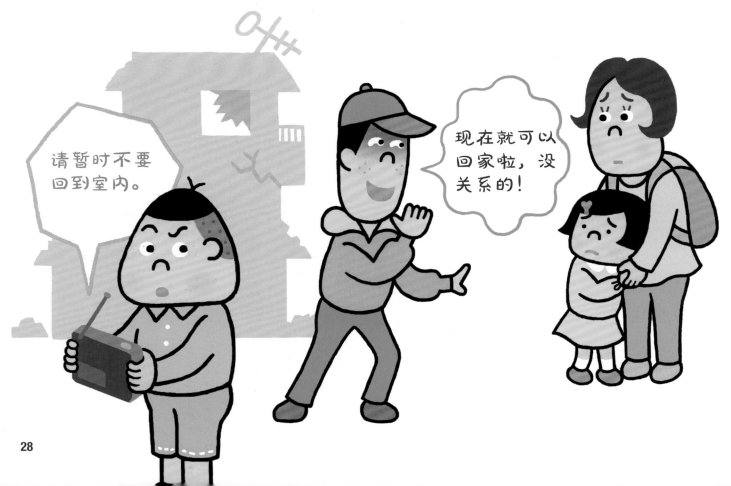

沉着冷静地行动

一见灾害发生就慌慌张张地往外跑，结果反而受伤的事情时有发生。
因此灾难发生时，我们务必要冷静行动，避免在避难时期遭到原本可
以预防的意外伤害。

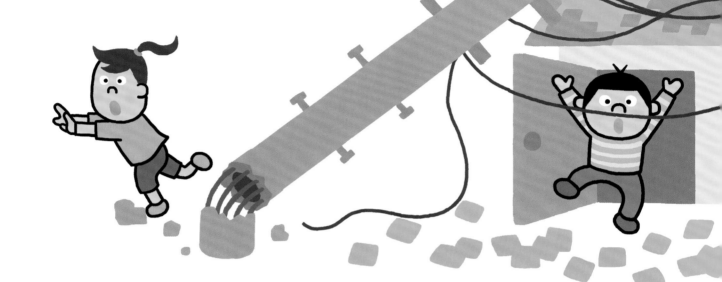

既要保障自己的安全，
也要对周围的人施以援手

在灾难发生的时候，每个人都是"泥菩萨过江"，保障自身的安全已
经很不容易了。我们首先要考虑如何保障好自身的安全。
在重大灾害降临时，救护车和消防车也会一时间不够使用，救援人员
的到来也可能比平日需要的时间多。因此，如果我们遇到有人受伤或
生病，要协助救护人员对他们进行帮助。

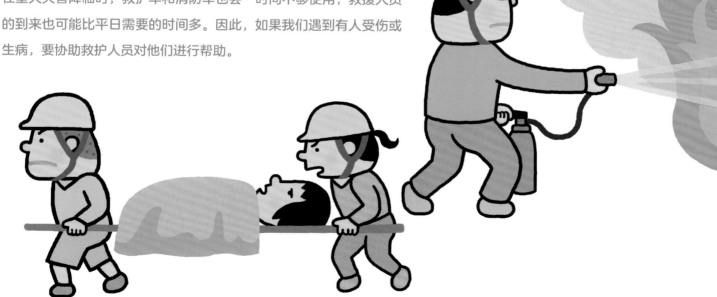

面对天灾，有备无患②
物资准备

灾害发生时，如果家中不再安全，我们就需要去集中避难。最好在平日里就准备好应急背包，好让我们能够在紧急时刻迅速拿到所有必需物品，及时逃生。那么所需要的物品有哪些呢？我们可以参考以下的清单来进行准备。除了生活用品，还必须备好急救用品组合。

应急背包内所装物品的清单

☐手电筒

☐便携收音机

☐手机和充电器

☐安全帽

☐防灾头巾

☐劳保手套

☐电池

☐打火机

☐蜡烛

☐水

☐食品

☐杯装方便面

☐开罐器

☐小刀

☐衣物

☐奶瓶

☐急救套装：纱布、消毒药水、创可贴、三角巾、常用必备药

☐现金

☐贵重物品（存折、印章等）

☐安全哨

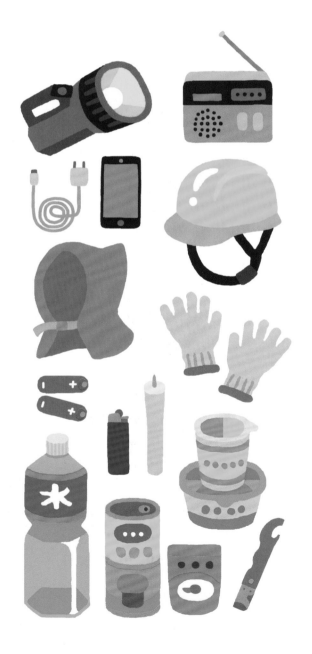

手头如果有以下物品，也会让你倍感便利。

- □保鲜膜
- □超市塑料购物袋
- □大号垃圾袋
- □小号塑料袋
- □手帕
- □报纸

- □大方巾
- □水桶
- □毛巾
- □应急马桶
- □牙刷
- □地图

- □口罩
- □铅笔和纸
- □卫生纸
- □湿纸巾
- □暖宝宝（一次性自发热保暖贴）

- □家人的照片
- □毛毯
- □拖鞋
- □其他个人生活中不可或缺的东西（眼镜等）

※ 晾衣杆之类的长棍也大有用途，虽然不太容易随身携带。

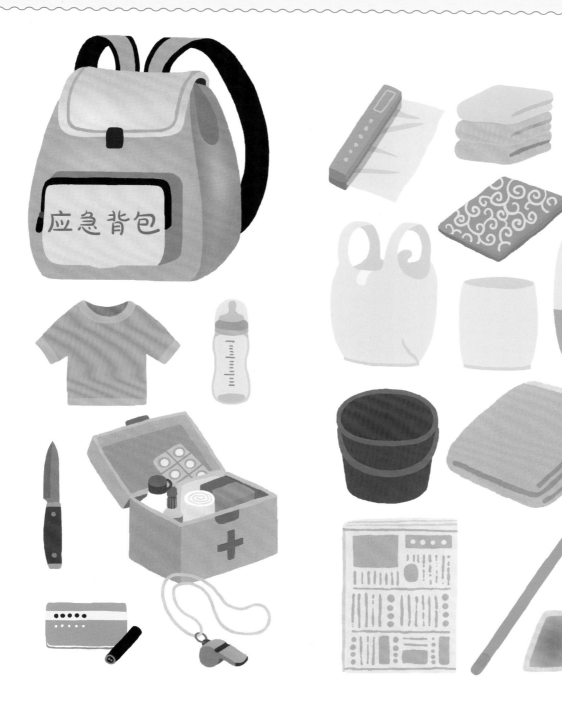

应急背包

大号垃圾袋

暖宝宝

怎样处理切割伤

基本的处理方法跟平日都是一样的。只不过在灾害发生的非常时期，我们必须多花些心思，对身边有限的东西加以充分利用。

巧用超市塑料购物袋

1 将手伸进塑料袋里，为伤者的伤口敷上毛巾。

我们可以用塑料袋代替一次性手套，用塑料袋套住双手，为伤者的伤口处裹上毛巾。

2 隔着毛巾紧紧压住伤口，以利止血。

用力按压伤口持续 5 分钟左右，直到不再流血。

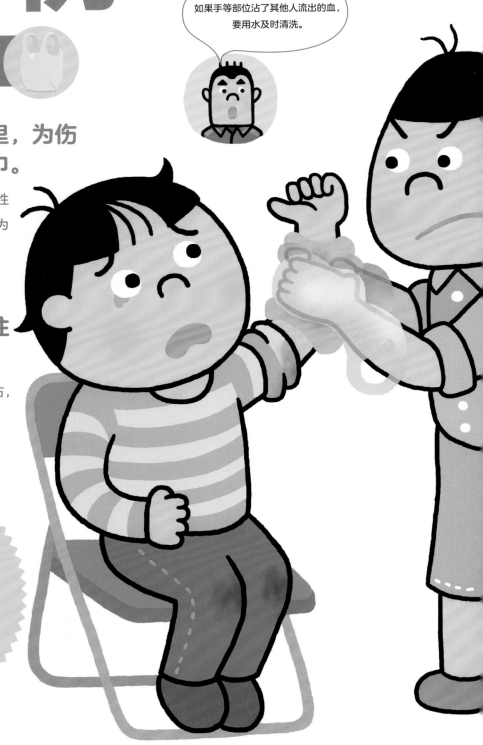

如果手等部位沾了其他人流出的血，要用水及时清洗。

⚠️ **如果血怎么也止不住该怎么办呢？**

如果按压的部位偏离了伤口，或者按压的力度太小，就会发现伤口处仍然有血不断流出，渗透毛巾。发生这种情况的时候，我们要对准伤口，增加按压力气，继续紧紧按压伤口。

毛巾不够用的话，还可以用什么止血？

如果身边找不到清洁的毛巾，我们可以用哪些物品来进行替代呢？纸尿裤、一次性护理垫等物品都可以充分吸水且不易粘连皮肤，因此比纸巾、厨房纸等纸品更适合用来止血。

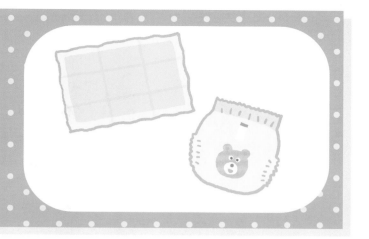

 这种情况要这样做

 医院
- 伤口很深。 立刻送医院！
- 血怎么按压也止不住。 立刻送医院！
- 伤口红肿。

 救护车
- 大量出血！

使用手帕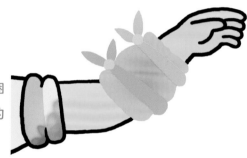

3 用绳状物包扎固定。

血止住后，为了防止伤口再度出血，要将毛巾捆绑固定在伤口上。如果身边没有可以用来捆绑的绳子，也可以用手帕捆绑，用领带也行。

如果手指断掉了……

手指断掉了，有时还可以通过手术将断指接回去。因此不要灰心、放弃，将断指妥善安置存放，立刻带到医院去。

- 手指的伤口用纱布包好，上面用胶布紧紧缠住。

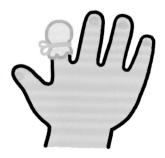

- 用湿润的纱布包裹断指，然后装进小塑料袋。将小塑料袋的袋口扎牢，使袋内不会进水。然后将装着断指的塑料袋放进装有冰块的大塑料袋里存放。

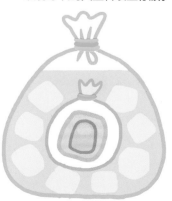

怎样处理刺伤

被刺入较深的伤口很容易感染、红肿，因此一定要及时处理。

使用手帕

 这种情况要这样做

救护车 ●大量出血

⚠ **刺入物的小碎片可以取出。**

玻璃碎片等刺入物如果很小，可以将其取出。但是如果碎片过于细小、捡摘不净的话，就需要去医院取出了。

1 如果刺入物较大或刺入较深，则不可拔出。

如果有玻璃片等体积较大的刺入物，注意不可随意将其拔出。如果是刺入较深的钩、针、钉子等物也一样。

2 在刺入物周边加以固定，然后到医院寻求救治！

为了让刺入物不要任意移动，可以用手帕等物在刺入物周边围成支撑。之后再用胶布固定，使其不要晃动。

在拔出的时候，刺入物可能会进一步损伤周边的血管。因此不要轻易将其拔出！

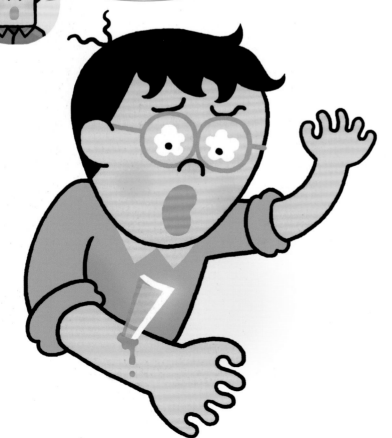

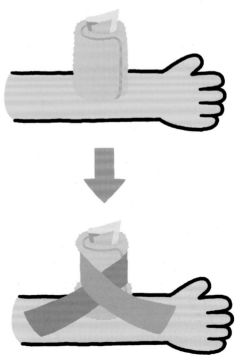

怎样处理 腕部骨折

发生骨折的时候，要将断骨部位固定，以避免受伤部位移动。如果能够令其保持不动，就不大会有疼痛的感觉，伤者也就可以比较轻松地前往医院了。

使用报纸或书籍杂志

1 用纸张代替夹板固定伤处。

将多一些纸摞在一起卷住骨折后的手臂，可以用绳子来进行固定。

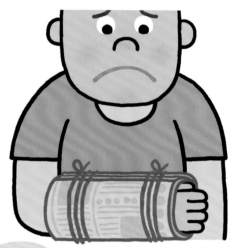

只要发生骨折的那根骨头两端关节都被包裹住，就可以了。

使用购物袋

2 前往医院时，要将受伤的手臂悬吊在伤者的脖颈上。

如果是手臂或手腕部位的骨折，我们可以将受伤的那只手臂悬在伤者的脖颈下。将超市的大号购物袋的两侧剪开，将拎手部分挂在脖子上，就可以把手臂悬吊起来了。

这个部分套在脖子上

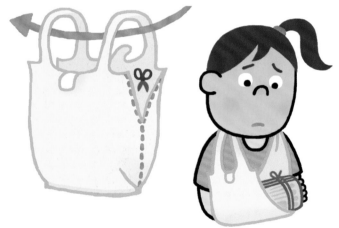

以下物品也可以用来充当夹板使用。

只要是有硬度并且长度足够的东西都可以用来充当夹板，固定骨折伤处。我们可以在身边搜寻可以用来做夹板的材料，注意尽量选择与发生骨折的骨头长度相当的替代物。

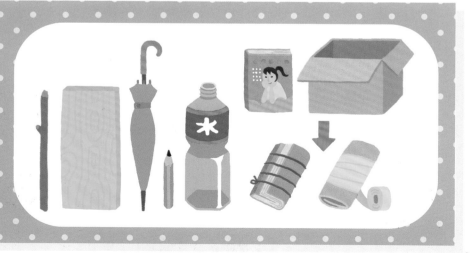

怎样处理扭挫伤

在避难逃难的时候难免随时奔波迁徙，哪怕是脚扭了也不能不跟着走。这种时候，我们可以为扭伤了脚踝的人固定伤处，以减轻他的疼痛。

使用大方巾

1 将大方巾折成细长条，压在鞋底下。

将大方巾折成细细的长条，让伤者穿着鞋，把大方巾拦腰踩在脚底。

2 在脚腕的后面交叉一次，脚腕前面再交叉一次。

将折成长条的大方巾的两端在脚腕后面交叉一次，然后绕到脚腕前面再交叉一次。

3 从脚后跟的两侧穿过，在脚背处打结，然后去医院求治。

将大方巾的两端从斜挂在脚跟的部分穿过去，再在脚背上方紧紧地打结。

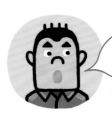

不要绑得松松垮垮。要将伤脚紧紧地缚住！

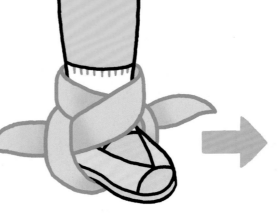

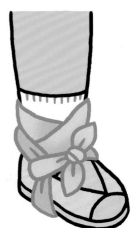

怎样处理烧烫伤

发生烧烫伤后，第一要紧的是立刻用流动水冲洗、冷却伤处。但是在避难的时候，很可能无法获得充足的流动水。因此我们需要了解一下，怎样才能用少量的水来处理烧烫伤呢？

使用水桶

1 使用两个水桶，交替淋水。

准备两个水桶。一个桶用来缓缓地倒水，慢慢冲淋受伤的部位。另一个桶在下面接住淋下来的水。

2 重复多次。

两个水桶来回交替冲淋，直到疼痛缓解。

这种情况要这样做

救护车

● 全身范围的烧烫伤。
● 伤者意识不清。
● 烧烫伤面积大。
● 口鼻处附着有煤烟污垢。

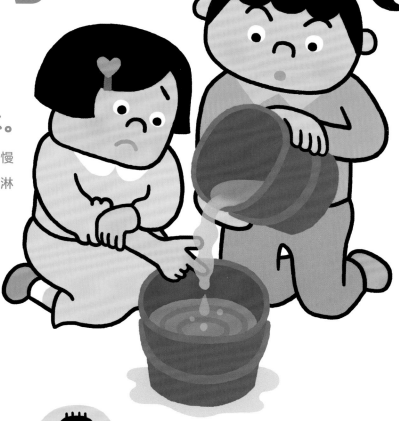

要缓缓地淋水，以免冲破水疱。

如果发生重度烧烫伤该怎么办？

如果烧烫伤严重到皮肤被灼烧至变白或焦黑的程度，或是全身大面积受伤，在这种情况下，比起冷却伤处，更加重要的事情是立刻将伤者送往医院抢救！第一时间呼叫救护车，然后在等待的时间里进行紧急救护。为了防止大面积烧烫伤引发感染，要将伤者的全身轻轻地用干净整洁的床单等物包裹起来。

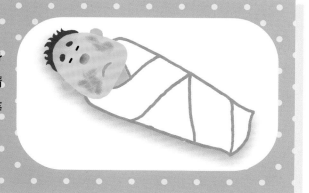

怎样搬动伤病人员

需要转移伤病人员的时候，我们要结合他的状态来选择合适的搬运方法。

此外，也要仔细查看周围的环境。如果前去救助伤病者可能会令救助人陷入危险，就不要贸然上前施救。

使用毛毯

1 毛毯对折，将伤病者放在毛毯上。

2 将毛毯的两边卷起，抬着毛毯搬运。

将毛毯的两边卷起来，然后紧握卷起来的部分，抬起伤病者。

这种搬运方法需要至少四个人才能完成。

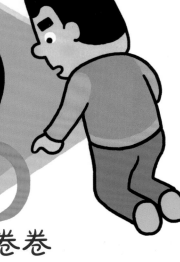

卷卷卷

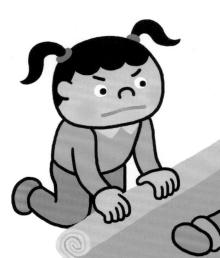

⚠ **不要随意搬动颈部受伤的人。**

头部因事故或运动而受伤了的话，颈部也很可能连带着受到损伤。将大脑和身体连通在一起的重要神经都从颈部通过，因此一定不要轻易搬动颈部受伤的人。应叫救护车来，由专业医护人员处理。

还有很多种运送伤病人员的做法，请都了解一下吧！

需要搬运伤病人员的时候，常常没有那么充足的人手。下面介绍一些二人搬运、单人搬运的做法。

● 单人搬运时，可以抓住伤病人员的衣服领子后侧，拖拽移动。

● 单人搬运时还可以背着走。握牢伤病人员的手腕，保持稳定，背负前行。

T 恤衫和棍棒组合使用

● 还可以将数件 T 恤衫的袖筒处穿上两根棒子，制作成一个简易担架，方便运送伤病人员。

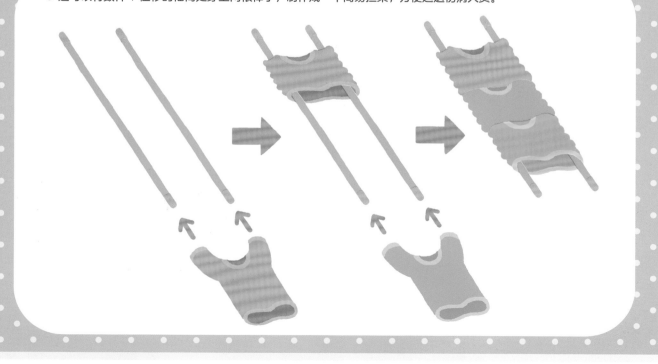

调整身心

遇到灾害事故的时候，人们往往会心力交瘁、疲惫不堪。在临时避难所的生活总有诸多不方便的地方，很多人也会因此而病倒。

冬日严寒，夏日酷暑，常常令避难者苦不堪言。当衣物和毛毯数量不足的时候，我们也可以利用身边能够找到的东西来灵活应对。为了能够早日回归正常生活，我们必须要注意保持自己的身心健康。

如何在酷暑或严寒中保护自己?

严寒或酷暑当中，人们的体力会大量损耗，格外容易生病。因此我们很有必要花些心思让自己能够在这样的环境里保持舒适。

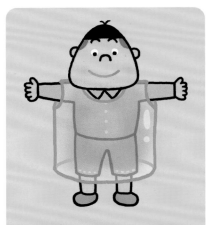

将大号垃圾袋底部开一个足以让头部穿过的洞，然后把它罩在身上。

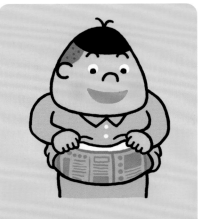

将报纸围在身上，置于贴身衣物和外衣之间，有很好的保温效果。

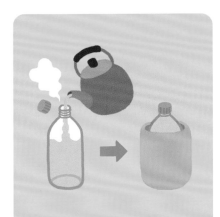

将矿泉水瓶里装上60°C左右的热水，外面包上毛巾，充当热水袋。

保持清洁。

饭前便后认真洗手可以防止各种传染病。另外要认真地打扫，维持身边的环境卫生，以避免病菌的滋生。

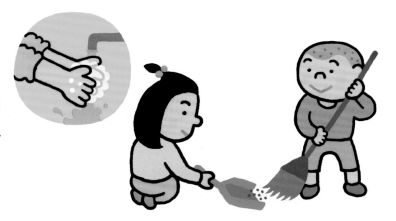

无论什么时候，我们都要健康生活。

充分饮水。

为了预防中暑和其他一些因血液黏稠而发生的疾病，我们需要饮用足量的水。

摄取营养。

能量不足或蔬菜摄入量不足都会令人生病。因此我们要尽量多吃各种东西以补充营养。

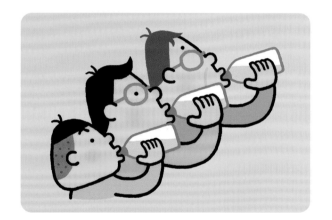

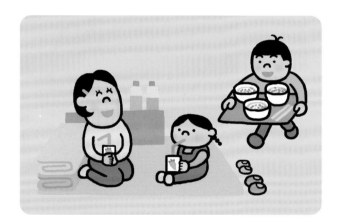

多做运动。

在临时避难所里生活时，人们常常会忽视了运动量不足的问题。为了保持身体的健康和活力、改善心情，让我们都动起来吧！做做广播体操，或是做做拉伸运动，都是不错的选择。

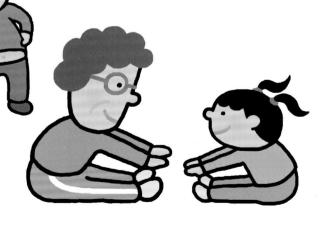

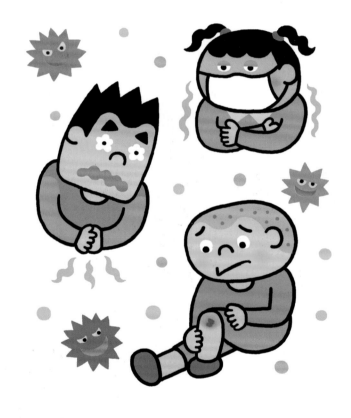

灾后避难要注意

灾害发生后的

在避难所的集体生活持续久了，人们很容易生病。

在本节内容里，我们将向大家介绍一些灾害时期的常见疾病。懂得了如何预防和处理这些疾病，就可以降低患病的风险。请与周围的人互相配合与协助，安全健康地度过避难时期。

感染症

（注：病原微生物经种种途径侵入生物体内繁殖或释放出毒素所引起的疾病）

避难所的集体生活很容易造成感冒、流感、肠胃炎等感染症的流行。请随时注意认真洗手，或使用带有除菌功效的湿纸巾认真地为双手消毒。一旦有生病的迹象要尽快去医院检查，即便症状很轻也要佩戴口罩，以避免传染他人。

如果在肮脏、污秽的地方受伤，很容易发生一种名为"破伤风"的感染症。如果伤口接触过脏东西，一定要去医院检查，进行彻底的消毒。

经济舱症候群

如果长时间坐在车里或待在狭窄的空间里，下肢缺乏运动，人体内的血液瘀滞，流动不畅，腿脚、膝盖等部位就会肿起来。这种血液的瘀滞还可能形成血栓，对心脏、肺和大脑造成损伤。为防止这种情况的发生，在避难生活中，我们应该避免穿着紧身衣物，勤喝水，多补充营养，多进行轻度运动。

常见病

认真防护，避免感染，避免传播。

如果大家不能同心协力，互相配合，就无法预防传染病的传播。

粉尘伤害

砖瓦破碎后崩解成极细的粉末，或是沙土干燥后继续粉碎，就会形成粉尘。如果吸入粉尘，我们就会嗓子疼痛。因此我们要尽量避免走进正在扬起粉尘的地方。

一氧化碳中毒

不要在空气流通不畅的地方，或是房间通风口的进风口附近生火，以免空气中一氧化碳浓度过大，造成中毒。

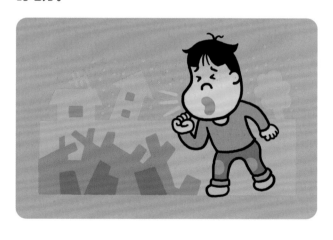

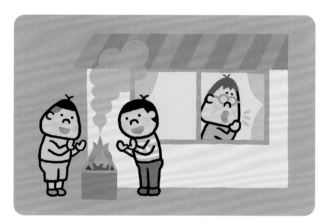

PTSD（创伤后应激障碍）

恐怖的经历和体验有时候会对人们的心理造成伤害，以至于形成心理疾病，引发很多症状。如果心里有强烈的不安，可以与信任的人紧紧地依靠在一起。然后尽快去找心理医生，寻求帮助。

慢性病恶化

在灾后避难的时期，人们心理压力巨大，并且医疗秩序混乱、无法及时就医。因此，日常所患的慢性疾病很容易在这种情况下加重、恶化。因慢性病而平日必须保持常规服药的人，一定不要忘记在应急背包中装入必备的药物。

区分患者的救治优先级，帮助更多的人

在大型灾害性事件发生后，医院常常挤满了受伤和生病的人们。有时候，也会有很多训练有素、经验丰富的医护人员组成医疗救援队，从全国各地赶奔受灾现场进行医疗援助，但是受灾地的医疗人员可能仍然应付不过来。

为此，医院会为前来求治的伤病者划定"救治优先级"。所谓救治优先级，就是在伤病人员过多的时候，为了尽可能多地挽救生命，而决定其接受治疗的先后顺序。在灾区的救治现场，会有专门接受过"救治优先级"划分训练的医护人员将前来求诊的患者区分为四个等级，分派以相应颜色的就诊卡 ※，并将标示等级颜色的色条撕下，交给患者。

※ 所示就诊卡是日本所使用的。

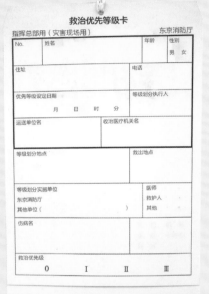

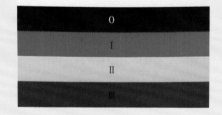

什么是救灾专用的"救治优先级"

I 最优先治疗

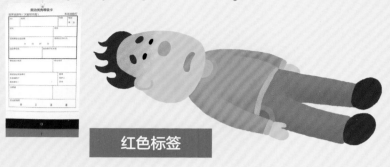

红色标签

救治等级卡为红色，并带有Ⅰ字记号的患者会最先受到治疗。此类患者尽管还活着，但是心脏和呼吸已经十分衰弱，或者出血量过大，随时都有生命危险。在受灾现场，这样的病人会被优先抬上救护车，送往医院抢救。

Ⅱ 待机治疗

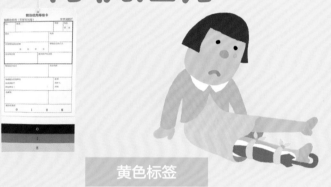

黄色标签

救治等级卡为黄色，并带有Ⅱ字记号的患者的救治优先级仅次于Ⅰ类。这类患者，即便暂时不加以处理也不会遭受生命危险，但是也必须尽快住院接受治疗。

Ⅲ 保留

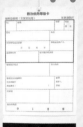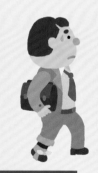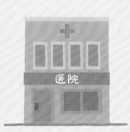

医院

绿色标签

救治等级卡为绿色，并带有Ⅲ字记号的患者是症状相对较轻的。如果伤病人员既没有生命危险也无须住院治疗，能够自行往返医院接受治疗，就会被划分到这个等级。

0 无呼吸、已死亡

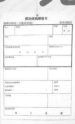

黑色标签

救治等级卡为黑色，并带有0字记号的患者，被判定已无生命体征，无法救治。

【A】

AED（自动体外除颤器）‥6,7,8,9,11,
‥‥‥‥‥‥17,18,19,20,21,22,23

【B】

搬动‥‥‥‥‥‥‥‥24,38

避难‥‥‥29,30,36,37,40,41,42,43

避难所‥‥‥‥‥‥40,41,42

【C】

刺伤‥‥‥‥‥‥‥‥34

【D】

大方巾‥‥‥‥‥‥‥31,36

担架‥‥‥‥‥‥‥‥39

电击‥‥‥‥‥7,8,18,21,22,23

电极片‥‥‥‥7,18,19,20,21,23

【F】

肺‥‥‥‥‥6,7,8,10,17,42

粉尘伤害‥‥‥‥‥‥‥43

复苏体位‥‥‥‥‥‥‥13

腹部受伤‥‥‥‥‥‥‥25

腹部疼痛‥‥‥‥‥‥‥25

【G】

感染症‥‥‥‥‥‥‥42

购物袋‥‥‥‥‥‥31,32,35

骨折‥‥‥‥‥‥‥‥35

棍棒‥‥‥‥‥‥‥‥39

【H】

呼吸‥‥6,7,8,12,13,16,17,21,23,45

【J】

夹板‥‥‥‥‥‥‥‥35

紧急救护‥‥‥‥‥‥23,37

经济舱症候群‥‥‥‥‥‥42

痉挛‥‥‥‥‥‥‥‥25

静养‥‥‥‥‥‥‥‥25

救护车‥‥‥‥6,7,8,9,10,11,13,29,
‥‥‥‥‥‥‥33,34,37,38,45

救治优先级‥‥‥‥‥‥44,45

【K】

酷暑‥‥‥‥‥‥‥‥40

【L】

两呼 & 两按‥‥‥‥‥‥‥9

【M】

慢性病恶化‥‥‥‥‥‥43

毛巾‥‥‥‥‥‥31,32,33,40

毛毯‥‥‥‥‥24,25,31,38,40

明日香模型‥‥‥‥‥‥‥8

【N】

脑‥‥‥‥‥‥6,16,38,42

扭挫伤‥‥‥‥‥‥‥36

【P】

PTSD（创伤后应激障碍）‥‥‥‥43

【Q】

切割伤‥‥‥‥‥‥‥32

清洁‥‥‥‥‥‥‥33,40

【R】

人工呼吸‥‥‥‥‥7,16,17,23

【S】

伤病‥‥‥‥‥16,24,38,39,44,45

伤者‥‥6,8,12,14,16,20,32,35,36,37

烧烫伤‥‥‥‥‥‥‥37

身心‥‥‥‥‥‥‥‥40

事故‥‥‥‥‥4,11,26,38,40

手帕‥‥‥‥‥‥‥31,33,34

手指‥‥‥‥‥‥‥17,33

水‥‥‥19,30,31,32,33,37,40,41,42

死亡‥‥‥‥‥‥‥‥7,45

【T】

T 恤衫‥‥‥‥‥‥‥39

台风‥‥‥‥‥‥‥‥28

躺卧姿势‥‥‥‥‥‥24,25

桶‥‥‥‥‥‥‥‥31,37

头部受伤‥‥‥‥‥‥‥24

【W】

腕部骨折‥‥‥‥‥‥‥35

无呼吸‥‥‥‥‥‥‥45

物资准备‥‥‥‥‥‥‥30

【X】

消防车‥‥‥‥‥‥‥29

心电图‥‥‥‥‥‥21,23

心肺复苏‥‥‥‥‥6,7,8,10,17

心理准备‥‥‥‥‥‥28

心脏‥‥‥‥‥‥6,7,8,14,15,16,
‥‥‥‥‥‥17,18,19,20,21,42,45

心脏起搏器‥‥‥‥‥‥19

胸部受伤‥‥‥‥‥‥‥24

胸部疼痛‥‥‥‥‥‥‥25

胸外按压‥‥‥‥6,8,9,10,13,14,
‥‥‥‥‥‥15,16,17,21,23,

【Y】

氧‥‥‥‥‥‥6,14,16,17

一氧化碳中毒‥‥‥‥‥‥43

应急背包‥‥‥‥‥‥30,31,43

营养‥‥‥‥‥‥‥41,42

晕厥‥‥‥‥‥‥‥‥25

【Z】

灾害‥‥‥‥28,29,30,32,34,35,36,
‥‥‥‥‥‥37,38,40,42,44

中暑‥‥‥‥‥‥‥‥5,41

做运动‥‥‥‥‥‥‥41

图书在版编目(CIP)数据

小学生应急小百科. ③, 遇到紧急情况怎么办 / (日)
清水直树主编；日本WILL儿童知育研究所编著；线培雁
译. 一广州：新世纪出版社, 2022.10（2023.7重印）
ISBN 978-7-5583-3014-8

Ⅰ.①小… Ⅱ.①清… ②日… ③线… Ⅲ.①急救 -
少儿读物②安全教育 - 少儿读物 Ⅳ.①R459.7-49
②X956-49

中国版本图书馆CIP数据核字(2022)第041113号

广东省版权局著作权合同登记号 图 字：19-2022-032号

PATTO MITE WAKARU! HAJIMETE NO OUKYUTEATE (3) INOCHI WO MAMORU
OUKYUTEATE written and edited by WILL Kodomo Chiiku Kenkyujo, supervised by Naoki Shimizu
Copyright © 2020 WILL
All rights reserved.
Original Japanese edition published by IWASAKI Publishing Co., Ltd.
This Simplified Chinese language edition published by arrangement with
IWASAKI Publishing Co., Ltd., Tokyo in care of Tuttle-Mori Agency, Inc., Tokyo
through Inbooker Cultural Development (Beijing) Co., Ltd., Beijing.

出 版 人：陈少波
责任编辑：杨涵丽
责任校对：李丹
责任技编：王维
封面设计：小星球

小学生应急小百科. ③, 遇到紧急情况怎么办
XIAOXUESHENG YINGJI XIAO BAIKE. ③, YUDAO JINJI QINGKUANG ZENME BAN
[日] 清水直树 主编
日本WILL儿童知育研究所 编著
线培雁 译

出版发行： 南方传媒 | 新 世 纪 出 版 社（广州市越秀区大沙头四马路12号2号楼）
经　　销：全国新华书店
印　　刷：三河市嘉科万达彩色印刷有限公司
开　　本：787 mm × 1092 mm 1/8
印　　张：19.5
字　　数：120千
版　　次：2022年10月第1版
印　　次：2023年7月第2次印刷
定　　价：126元（全3册）